しっせん　こころのヨーガ

赤根彰子

アノニマ・スタジオ

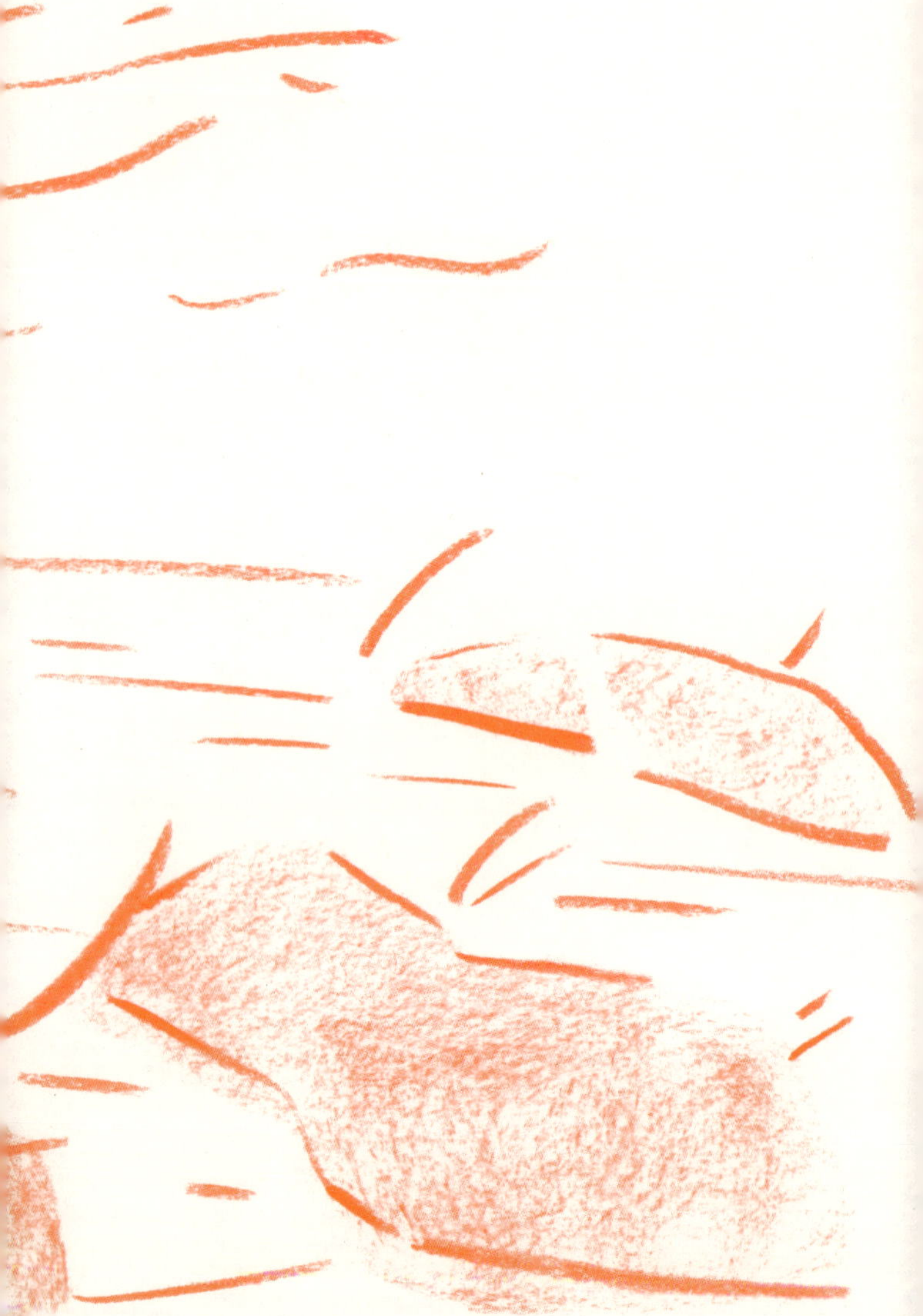

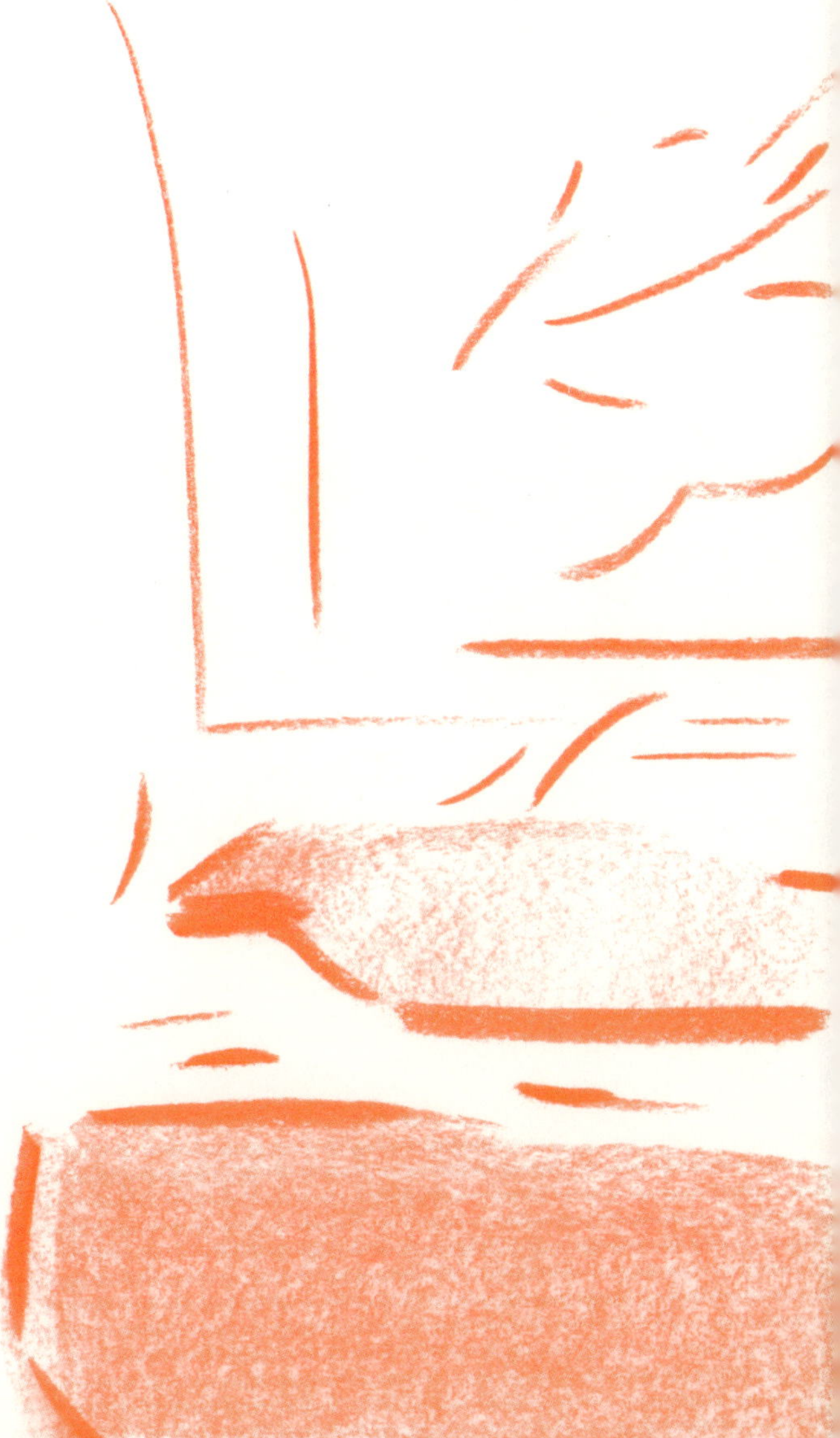

はじめに

こころはいつもちょっとしたことで折れそうになります。
インド五千年の秘法・ヨーガは
「こころの迷路」の出口を
「こっちですよ」と示してくれます。
『じっせん　こころのヨーガ』は
自分を解放させていくための、シンプルなこころのレッスンです。
「悩んでいる自分」は「本当の自分」ではないと気づくとき
こころの窓が開いて、ここちよい風と輝く光に満たされます。

目次

静かに坐る

こころをともかく落ちつけたいです。
すがすがしい場所に「静かに」坐ります。
頭、首、背中をまっすぐにして
目を閉じて
「さあ、自分のための静かな時間」
と自分自身に言います。
外の世界、自分の内部の世界がうるさくても
それを否定しないこと。
「自分のための静かな時間」へ
旅立つ準備のために坐ります。

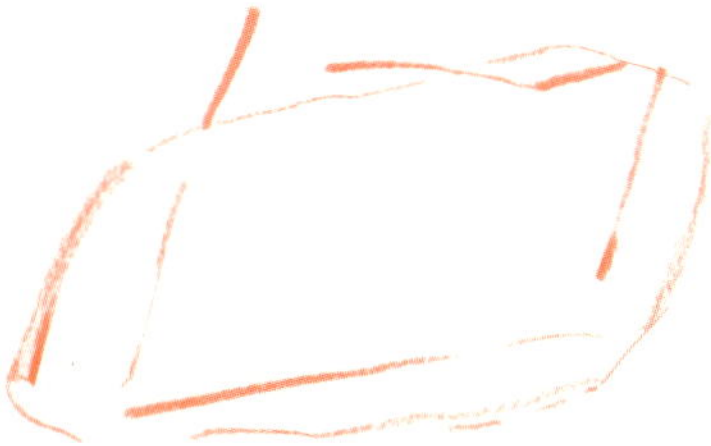

〈坐る〉という魔法

はじめて〈坐る〉ということを意識したのはいつだったでしょうか？　奈良の禅寺での坐禅、インドのヨーガアーシュラム（道場）での朝の瞑想。意識的にきちんと〈坐る〉ということが、不安定な自分を「腹が据《す》わった」安定した自分に変えてくれるのです。

こころの声を聴く

静かに坐って目を閉じて
こころの声を聴いてみます。
こころがなにかを訴えています。
「はあ〜、疲れちゃった」「もう無理〜〜」と。
その言葉を受けとって
「その原因はなにかな？」
と探ってみます。
「無理しなくていいんだよ」
と、その原因をとりのぞく手助けをします。
混乱した、暗いこころを黒板のようにイメージし
それに混乱の原因をチョークで書いて

それを黒板消しで消して
「ほら、問題が消えたよ〜〜」
と自分自身に言ってみます。

自分がゼロになったとき

混沌《こんとん》としたインドの駅にひとりたたずんだとき、「ここはどこ？　わたしは誰？」状態に。誰もわたしが誰かを知らない見知らぬ国で、たったひとり自分がゼロになった気がして、しばし途方に暮れました。けれど、そこではじめて素の自分を、自分自身につきつけられたような、自分自身を試されているように感じたのです。なんの肩書きもない、どこの誰でもない、とてもシンプルなわたし。そのとき、なんの飾りも嘘もない、自分の内からのこころの声が聞こえたのです。

呼吸をととのえる

呼吸を感じて、ゆっくり息を吐いて
何秒で吐いているかを数えていきます。
「一、二、三、四、五〜〜〜」と。
イライラしているとき、焦っているときは
浅い、早い呼吸になっています。
ヨーガの呼吸は
口を閉じて、鼻から息を吐いたり、吸ったりします。
そして吐く息が吸う息の二倍の長さになるように
吐く息が長くなってくると
こころが落ちついてリラックスします。

深い呼吸

早朝の祈りではじまるインドでのヨーガクラス。スワーミ(ヨーガの先生)の声に合わせてサンスクリット語の祈りを唱えます。スワーミはお線香をまわしながら、神様の像や絵を浄化し、静かに坐って呼吸法から瞑想に入ります。5分間ゆっくりした深い呼吸をくり返し、自分の中が静かになってくると、ガンジス河の流れの音が聞こえてくる素敵な朝です。

朝、ちゃんと起きる

毎朝、同じ時間に起きたいです。
朝はサットヴァな（自由で平和で幸せな、光に満ちた）時間で
その時間に起きることで
一日を純粋な気持ちではじめます。
一日の時間はみんなに平等に与えられていますが
それを生かせるかは、意志と体内時計にかかっています。
希望の朝を迎え
貴重な新しい一日をはじめるのに
ふさわしい時間に起きるよう体内時計をととのえたいです。

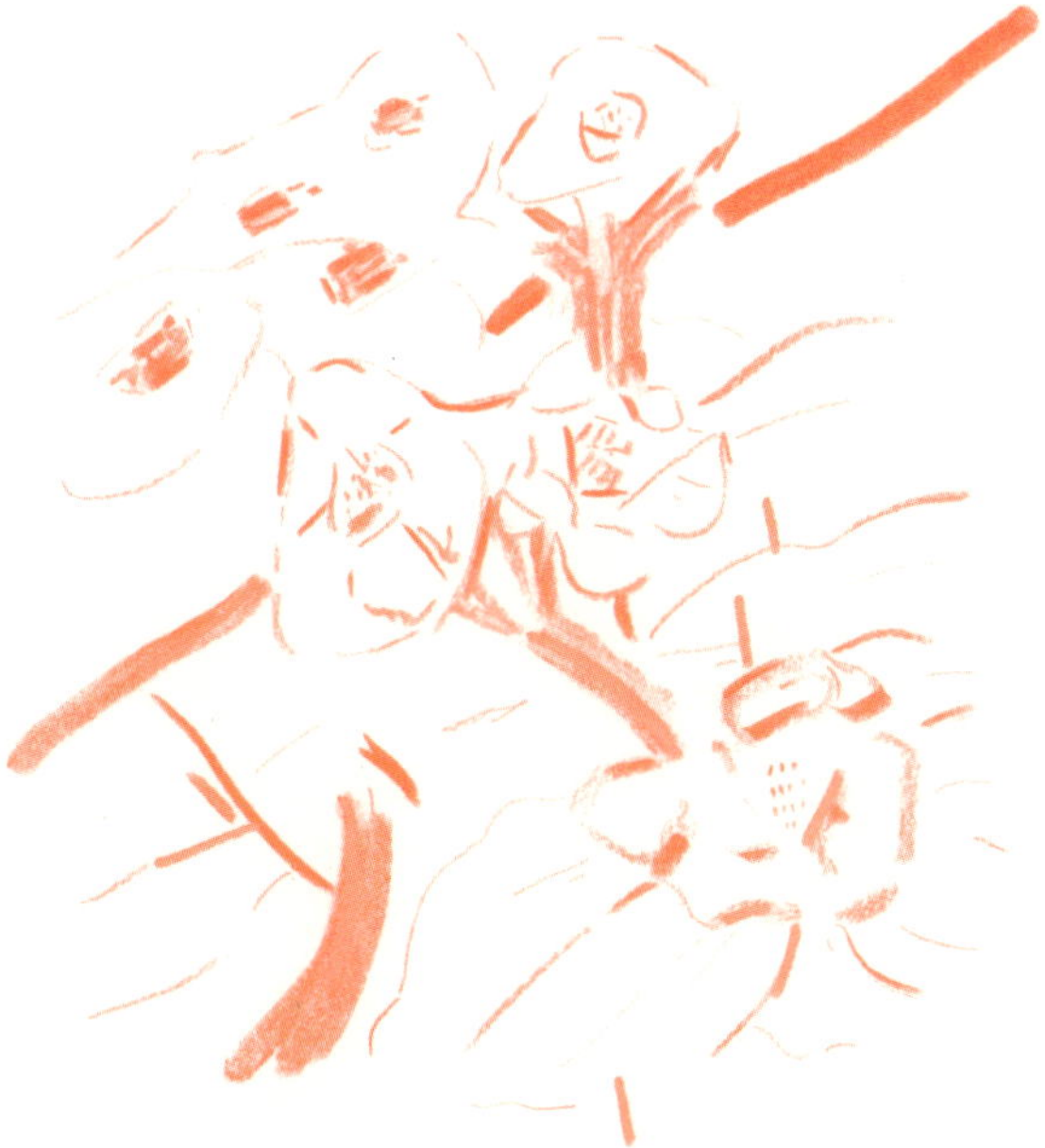

朝の儀式

祈りの声が朝靄《あさもや》の中に響くとき、毎日、花をガンジス河に流しているヨーギ（ヨーガ行者）がいました。いろいろな色の花たちが、ゆっくり歌うように、踊るように流れていくのを遠くまで見送っていると、気持ちが平安に満たされていくのでした。

目覚める

今、こころの闇の中にいるとしたら
そこから「目覚める」、「目を覚ます」と決めます。
冬の朝、寒くて起きることができず
布団の中でぐずぐずしてしまいます。
「起きなきゃ」とわかっているのに、起きたくないし
起きられないと思っています。確実に起きられるのに。
そしてあとで後悔します。
「ちゃんと起きればよかった。どうせ起きるのだから」と。
こころの闇（夜）から目覚めるためには
煩悩《ぼんのう》という布団から外に出るのです。

煩悩という布団

煩悩(悩みの原因)は「無知、自我、執着、嫌悪、生へのしがみつき」です。これら五つがわたしたちを縛りつけて苦しめます。それらが苦しみの原因とは知らずに、目先の快楽にこころ奪われて、そのぬくぬくした布団の中で、いつまでも起きず(目覚めず)に自分を甘やかしています。甘やかすことが人をスポイルするように、自分で起きられない(目覚められない)状態を生み出してしまうのです。すぐにこころの目覚まし時計をセットしましょう。

窓を開ける

朝を迎えたら、その迎えられた喜びとともに
窓を開けて、朝の澄んだ空気を部屋に満たします。
そして朝の光を浴びます。「朝の光り浴」です。
こころを喜びの光で満たしてくれます。
「目を覚ます」ということは
こころを覆っている闇をはらうこと。
窓を開けて、こころもオープンにします。

殻《から》をやぶる

わたしたちは自分で勝手に殻をつくって
その中で窮屈《きゅうくつ》な状態で生きています。
ときに息苦しく、自分で自分を束縛しています。
その殻をやぶって解放されるためには
自分を縛っている条件づけと既成概念をとりのぞきます。
自分はなにに縛られているのかを認識し
それらひとつずつを丁寧に結び目をほどくように
束縛による緊張をほどいていきます。

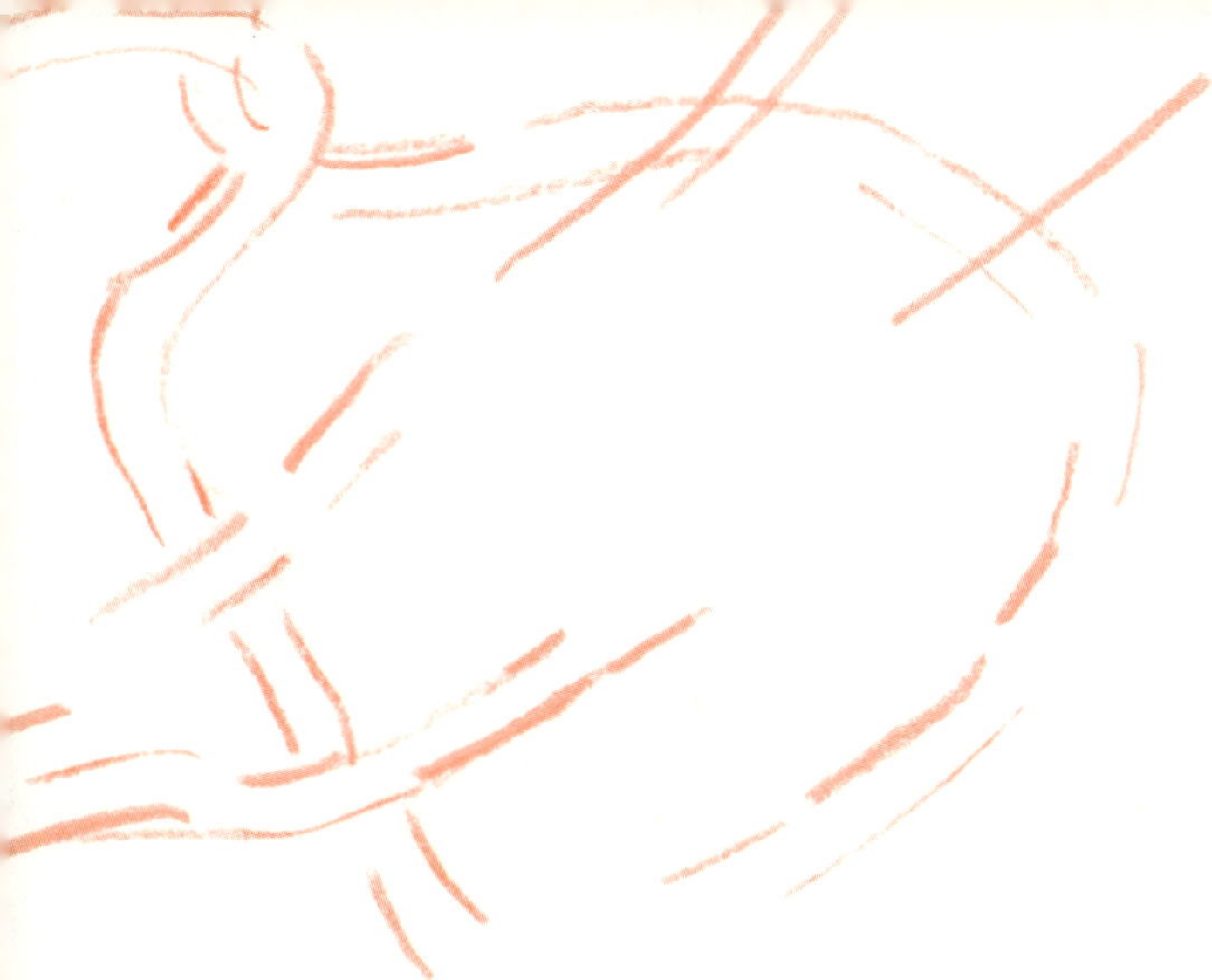

〈諸行無常〉という癒し

いろいろなことにこだわってがんじがらめだった過去。自分で自分を縛って殻の中に閉じこもっていました。ある日、こころに響いた〈諸行無常〉という言葉。この世のすべてのものは移り変わっていく。からだも細胞分裂をくり返し、今日のわたしはもはや昨日のわたしではない。変化していくことに、こだわることなどできないと悟った日。それまでこだわっていたものが、ガラガラと音を立てて崩れ去っていきました。

水に流す

いろいろなことにこだわって、身動きがとれない
停滞していることで、気持ちがよどみます。
それは水の流れと同じです。
からだの中の血液の流れやエネルギーの流れがスムーズなとき
わたしたちは体調がよく元気に過ごせます。
こころの状態も同じで
否定的な感情（怒り、不安、嫉妬、執着、反感など）を
水に流して、流れがよい状態にします。
否定的な感情が起きたら、そのつどすぐに水に流します。

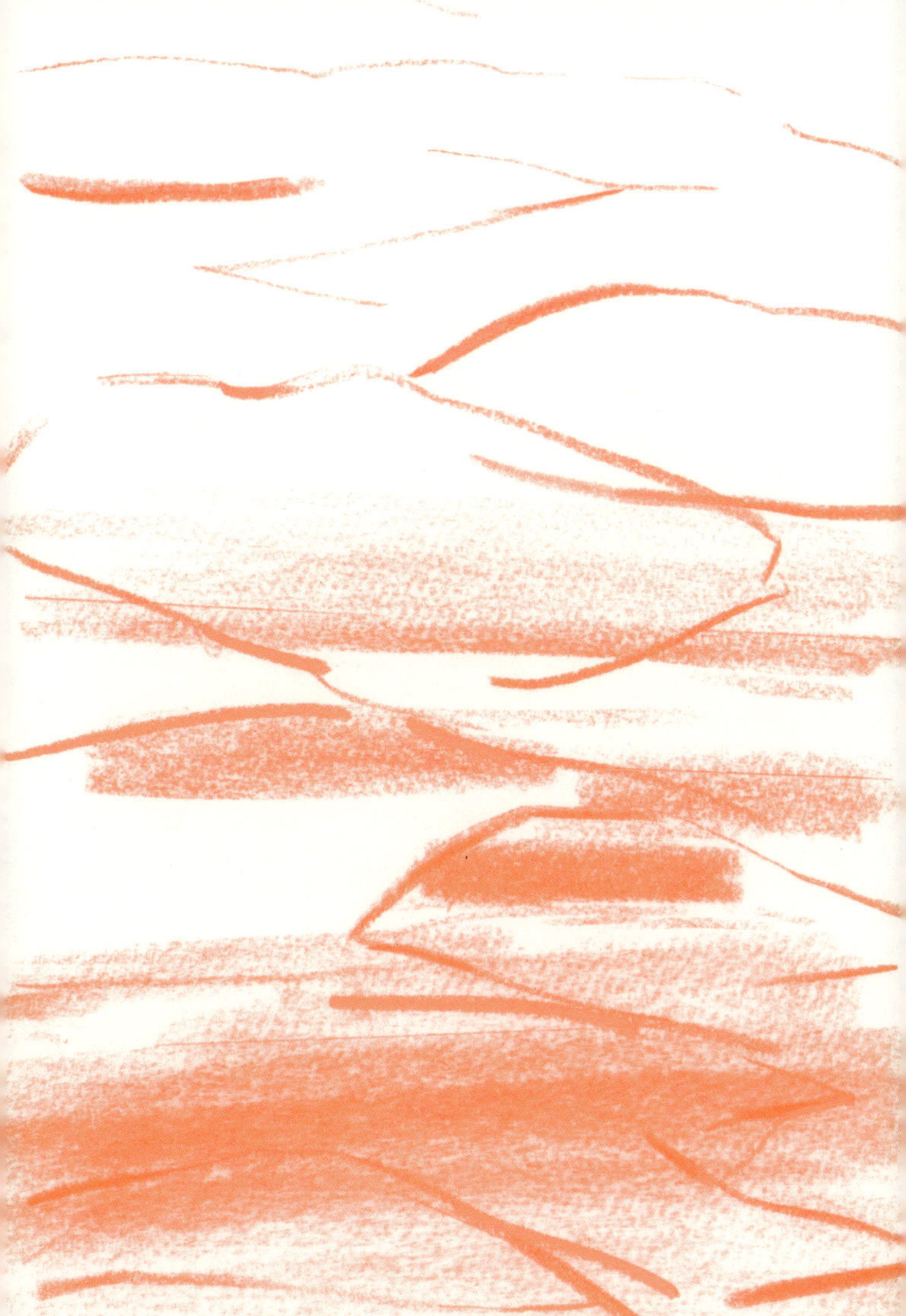

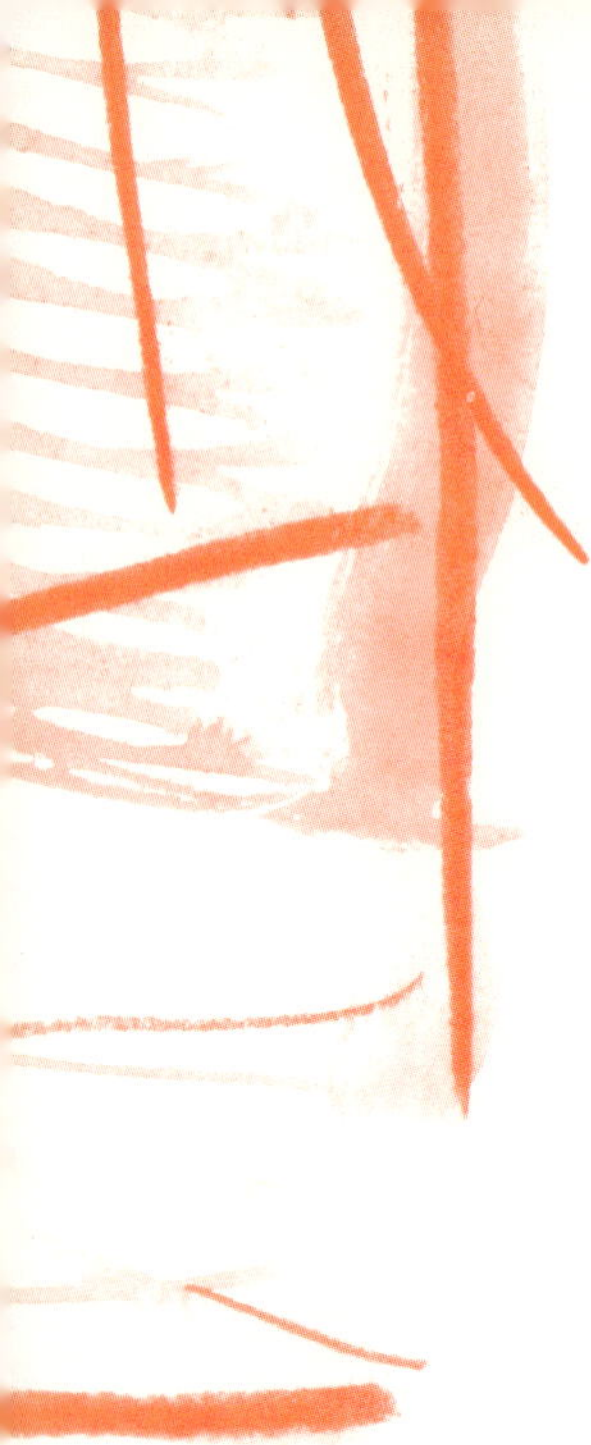

シャワーを浴びる

朝を静かなピュアーな気持ちではじめるために
シャワーを浴びて、身を清めてスッキリします。
朝、部屋の掃除をするように
からだとこころの掃除が必要です。
浄化することにより、純粋な自分を準備します。
そうすると、からだとこころに静寂がおとずれます。

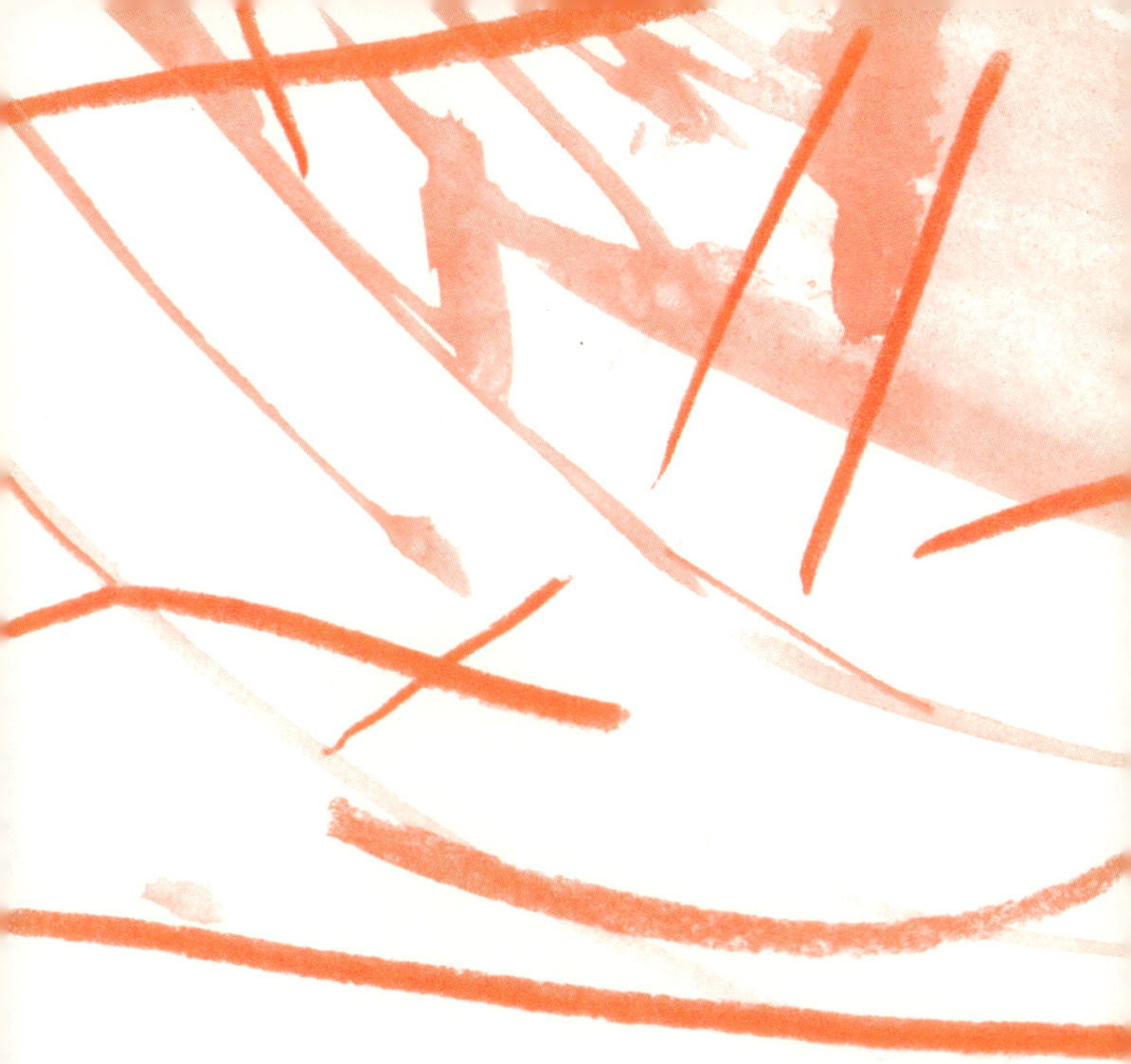

雨に踊る日

インドの気候は過酷で、雨季のときは毎日雨が続いて、太陽を目にすることは何ヵ月もありません。降って、降って、降って、止むことのない雨。街は水があふれて水浸しです。けれど雨季が終わると、今度は雨が4～8ヵ月間降りません。川だったところがカラカラに乾いて、川底の土が見えます。そしてどんどん暑くなり……、もう限界……！　というところで、空から雨がポツリ。雨季のはじまりです。雨季のはじまりの日は、みんな雨のシャワーを浴びながら、雨をこころの底から喜んで、歌って踊っています。

浄化する

エネルギーの通り道の入り口である
鼻の穴の中を浄化しその通りをよくします。
口は閉じて鼻から強く息を吐き（吐くときにお腹をひっこめます）
強制的に鼻のつまりをとりのぞき、すっきりさせます。
浄化されると、からだとこころが静かに落ちついて
すべてがクリアーになってきます。

浄化法と調氣法

ヨーガでは〈シュッディクリヤ〉と呼ばれる肉体内部の浄化法があって、それは鼻の通りをよくしたり、胃、腸をきれいにしたり、目の筋肉を強化したりするじっせんです。〈プラーナーヤーマ〉は調氣法のことで、生命エネルギーをコントロールし、呼吸でこころをととのえていきます。浄化された人に会ったとき、なんだかこちらのこころが静かに落ちついて、呼吸もゆっくり深くなっていることに気づかされます。自分や他人のからだへの執着を離れたその人は、欲望から自由で解放されていました。

からだの声を聴く

からだの内側を観察します。

からだはとても正直で
「助けて」

と悲鳴をあげているかもしれません。

「肩がこっています」「胃が痛いです」

と訴えているかもしれません。

からだの声に耳を傾けます。そして
「わかった。大丈夫。ケアーするね」

と自分自身にささやきます。

からだをほぐす

こころをほどき、解放させるためには
からだがほぐれていること。
からだがこりかたまっていると
こころもかたまってしまいます。
ブラブラからだをゆすります。
ひざを小さく屈伸させながら、手をブラブラします。
ただただ、風にただよっているように
水にプカプカしているように……
柳がゆらゆらしているように……
クラゲがふわふわ浮かんでいるみたいに……。
ほぐして、ほぐして、ほどく、ほどく。

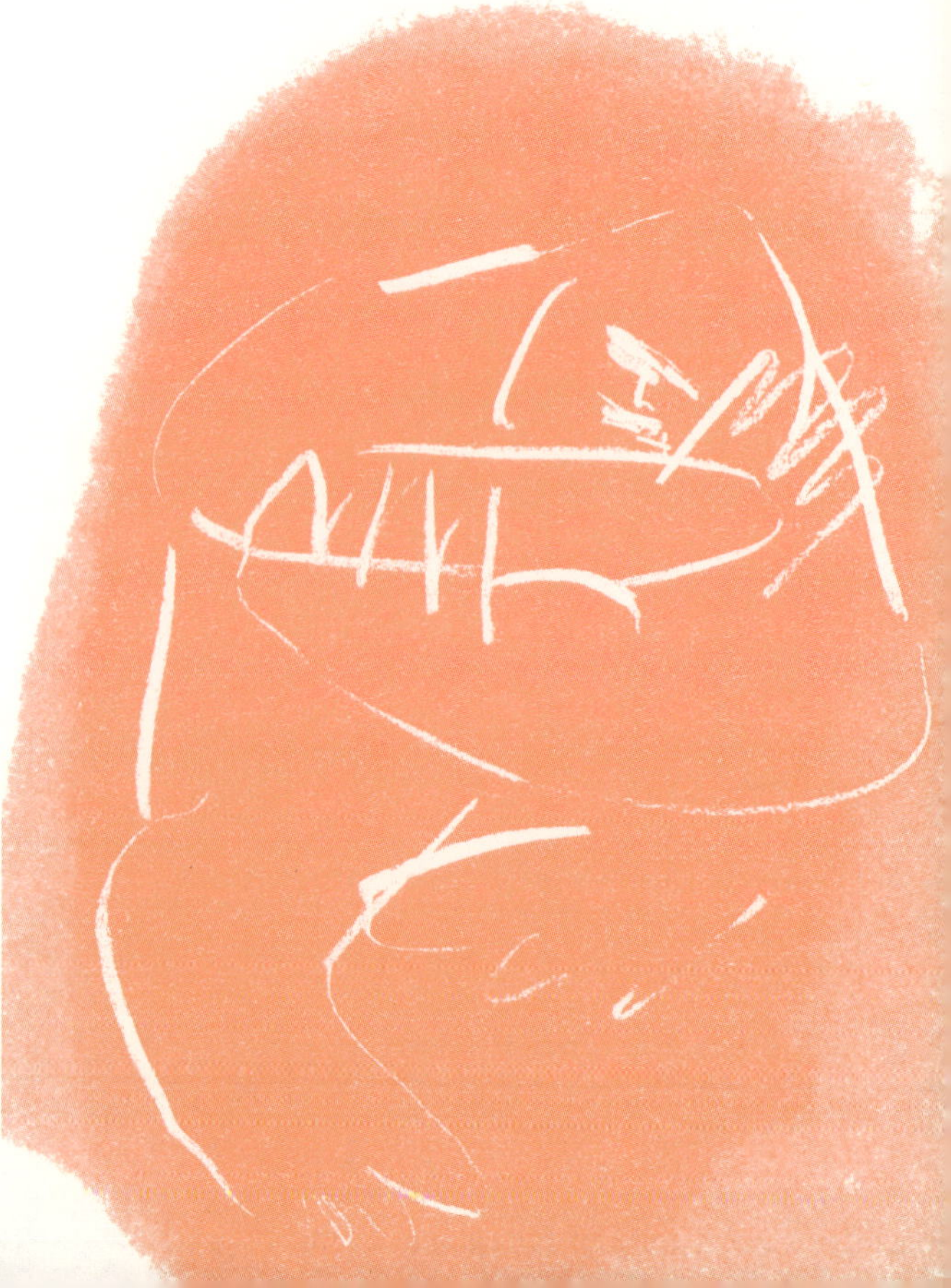

舌を出す

緊張していると顔がかたまります。
からだをブラブラしながら舌を出すと
とたんに阿呆面《あほづら》、頭もゆるみます。
顔をゆるませて
からだがほぐれていれば、こころもゆるみます。
舌のつけ根や舌じたいの緊張をゆるめて
だらーんとします。
陰気なこころを一掃して、微笑んだ顔に。

太陽に合掌する

太陽はすべてのものに光を与えてくれます。
その太陽に合掌し、太陽のパワーをいただき
自分もまた太陽のように生きること。
「太陽のような人」
それは愛に満ちた、光、希望を与える存在です。
それは尽きることのない永遠に輝く
こころの闇をもとりのぞいてくれる頼もしい存在です。
なにものをも差別せずに与え尽くせる目覚めた存在です。

「あなたの望みはなんですか？」

東インドのヨーガアーシュラムは、海に面した砂浜の上に建っていて、そこはヨーギニー（女性のヨーガ行者）のアーシュラムだったせいか、庭がお花であふれている、とても素敵な場所でした。そこに住んでいるブラフマチャーリン(修行者)は、やさしい笑顔と愛に満ちた口調でいつも「あなたの望みはなんですか？」と声をかけてくれて力になってくれました。その美しいひとは、太陽がのぼってくると必ず立ち止まって、太陽に向かって合掌していました。自然とともに生きる修行者の姿がそこにありました。

首をまわす

首がこりこりです。
首を前後、左右にたおし
ねじり、まわしてほぐします。
大きな宇宙をイメージして
そこに大きな円を描くように
気持ちも解放させていきます。
憂鬱《ゆううつ》な気持ちもほぐれます。

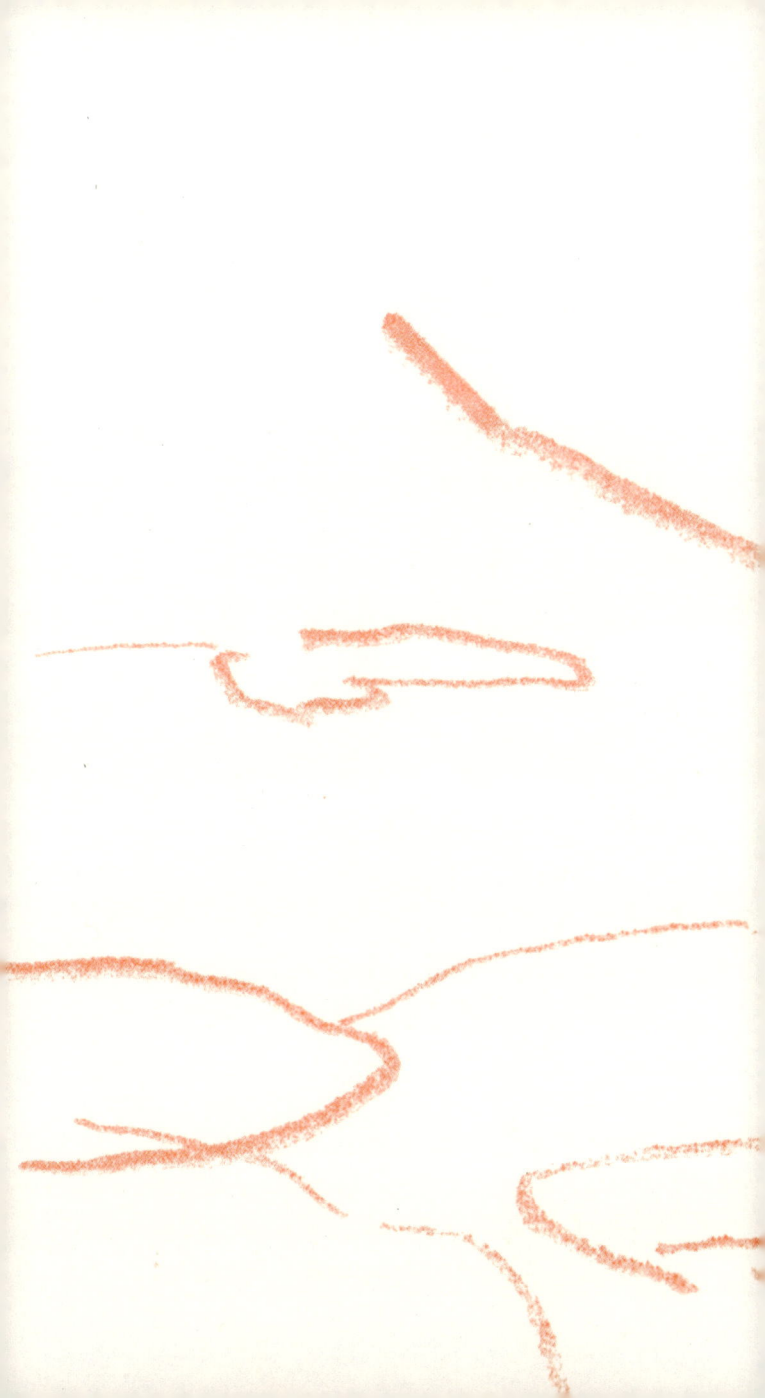

肩をほぐす

人生の重荷を肩に背負っていると
いつも肩は重い状態です。
自分でつくり出した重荷を自分で降ろします。
息を吸いながら肩を「ぎゅ～～」とあげて
吐きながら降ろします。
降ろすときに肩の荷を全部捨てるようにイメージして
こころの中のわだかまりも一緒に捨てます。

肩書きに「さよなら」をした日

自分が日本でそれまで背負っていた肩書きがなくなって、インドで誰でもない自分、ゼロになったわたしは、アイデンティティを失った代わりに自由を手に入れました。ガンジス河のほとりで、肩書きの象徴である名刺を燃やして、それまでの肩書きにこだわっていた自分と決別したとき、ガンジス河の向こう岸では、人の死骸が、積み上げられた薪《まき》の中で焼かれていました。そうしてわたしの過去である名刺の灰と見知らぬ人の灰は、ガンジス河に流されていったのです。

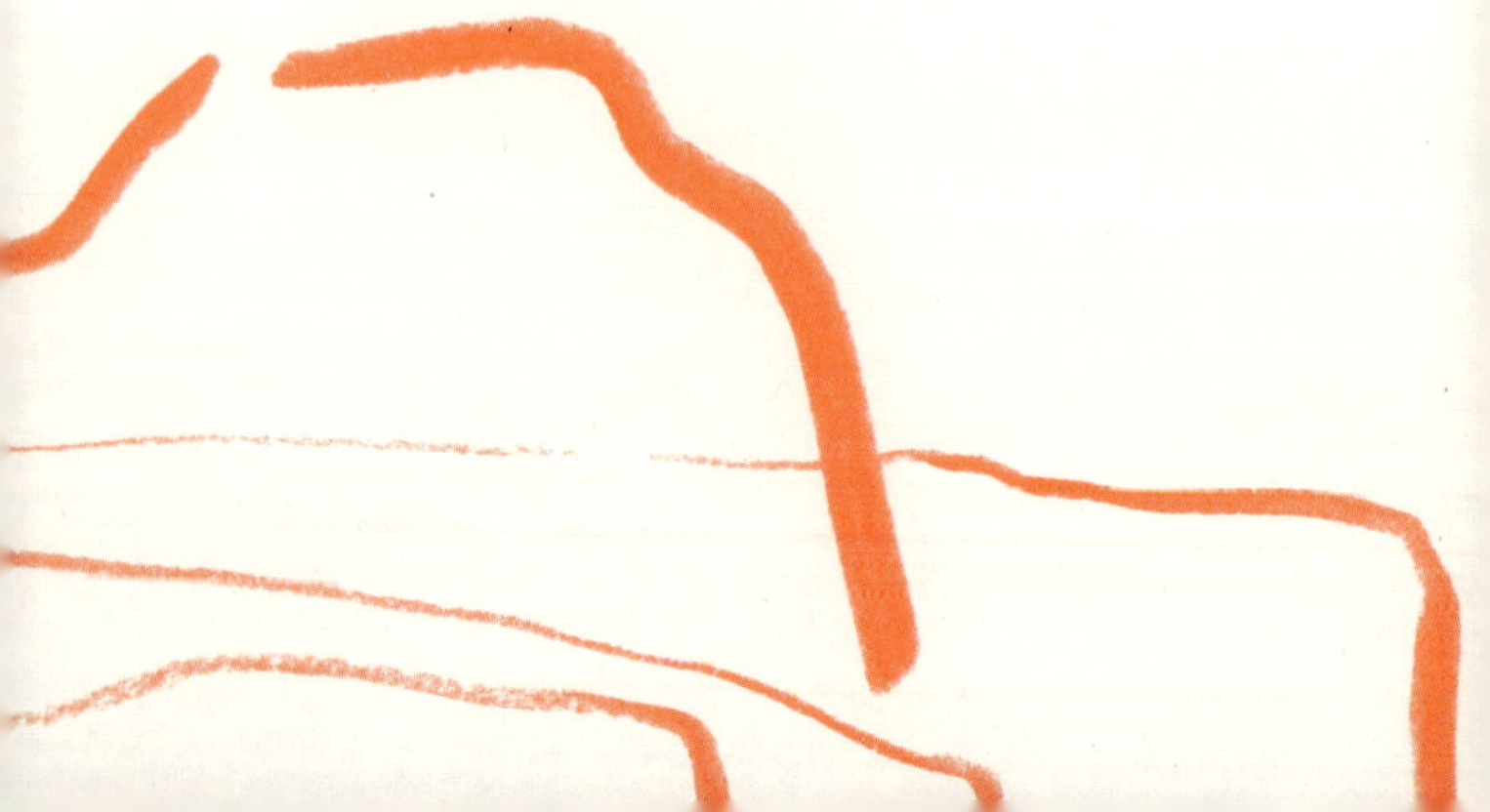

部屋を掃除する

いつでも静かに瞑想できる、なにものにも邪魔されない
落ちついた空間を自分自身に用意します。
掃除が行き届いたシンプルな部屋を保つために
毎日行なう掃除、週に一回行なう掃除、月に一回行なう掃除
季節ごとに行なう掃除、年一回行なう掃除を計画し、実行します。
掃除することで、こころが浄化されることも実感します。
部屋は自分（神様、仏様）を安置する神殿、寺院と心得ます。

シンプルでいる

「こころのヨーガ」は自分の身ひとつで
静かに坐り、呼吸をととのえて
こころをととのえればいいだけなので、非常にシンプルです。
いろいろ複雑な人生を歩んでいると
問題が山積みで、事態の収拾がつかなくなってしまいます。
それは、部屋の掃除と似たようなもので
あまりにぐちゃぐちゃに散らかり過ぎると
もう収拾がつかなくなり
片づけることをあきらめたり
途中で疲れて放り出してしまいます。
そうならないために、日頃からシンプルでいることをこころがけます。

断情報

世間のスピードは増し、世界は確実に狭くなっています。一瞬にしてあらゆるものとつながることは便利ですが、情報過多で疲れます。シンプルでいるために、ときどき断情報状態に。世間の混乱、騒々しさから、一時的に逃《のが》れます。テレビやパソコン、携帯電話の電源を切り、新聞や雑誌から目を離します。外の世界の出来事に惑わされることなく、自分のこころの声を聴きます。

整理する

クローゼットの中は着ない古い服でいっぱいです。
とりあえずとっておくのはなぜでしょう？
手放すのが不安だから。なんとなく。もったいなくて。
捨てるのが面倒くさい。と、いろいろ理由は考えられますが
それは古い価値を、古い感情を
古いルールを変えられないのと同じです。
だからクローゼットはまるで服の墓場と化し
こころも改革の一歩が踏み出せないのです。
着ない古い服を手放し、古い自分を整理します。

解き放つ

自分の未来がどうなるかは
自分の責任において自由です。
自由を求める生命は、自己の束縛から解き放たれ
新しい価値を見いだすことを望んでいます。
それには古い価値観をとりのぞき
古い習慣をストップさせ
新しいこころの生活、習慣、価値を見いだし
存在の鎖からの解放をめざします。

にっこりする

誰かに会ったときに
にっこりされるとホッとします。
つい気持ちを許してしまいます。
それと同じように
自分自身ににっこりして自分自身を許し
あるがままの自分を受け入れます。
口角がさがると老けて不機嫌な顔に見えます。
口角をあげると若々しく可愛らしくなります。
気持ちが混乱したときこそ
あえて自分自身ににっこりします。

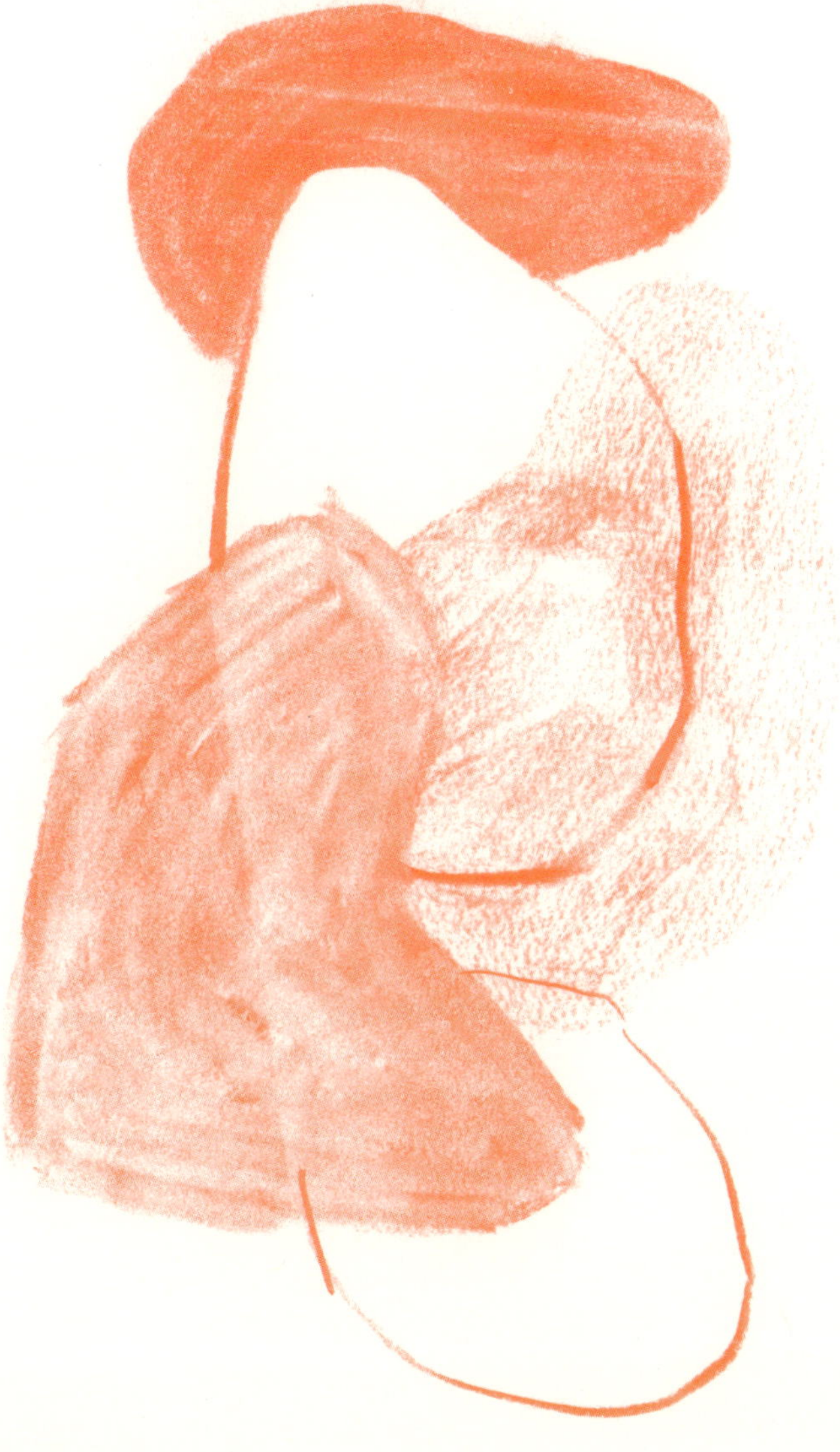

花を飾る

神殿やお仏壇に花を供えるように
掃除の行き届いた部屋に花を生けます。
清浄で環境を浄化してくれるような
こころを落ちつかせてくれる花を
感覚の楽しみのためではなく
神殿に捧げる気持ちで選びます。

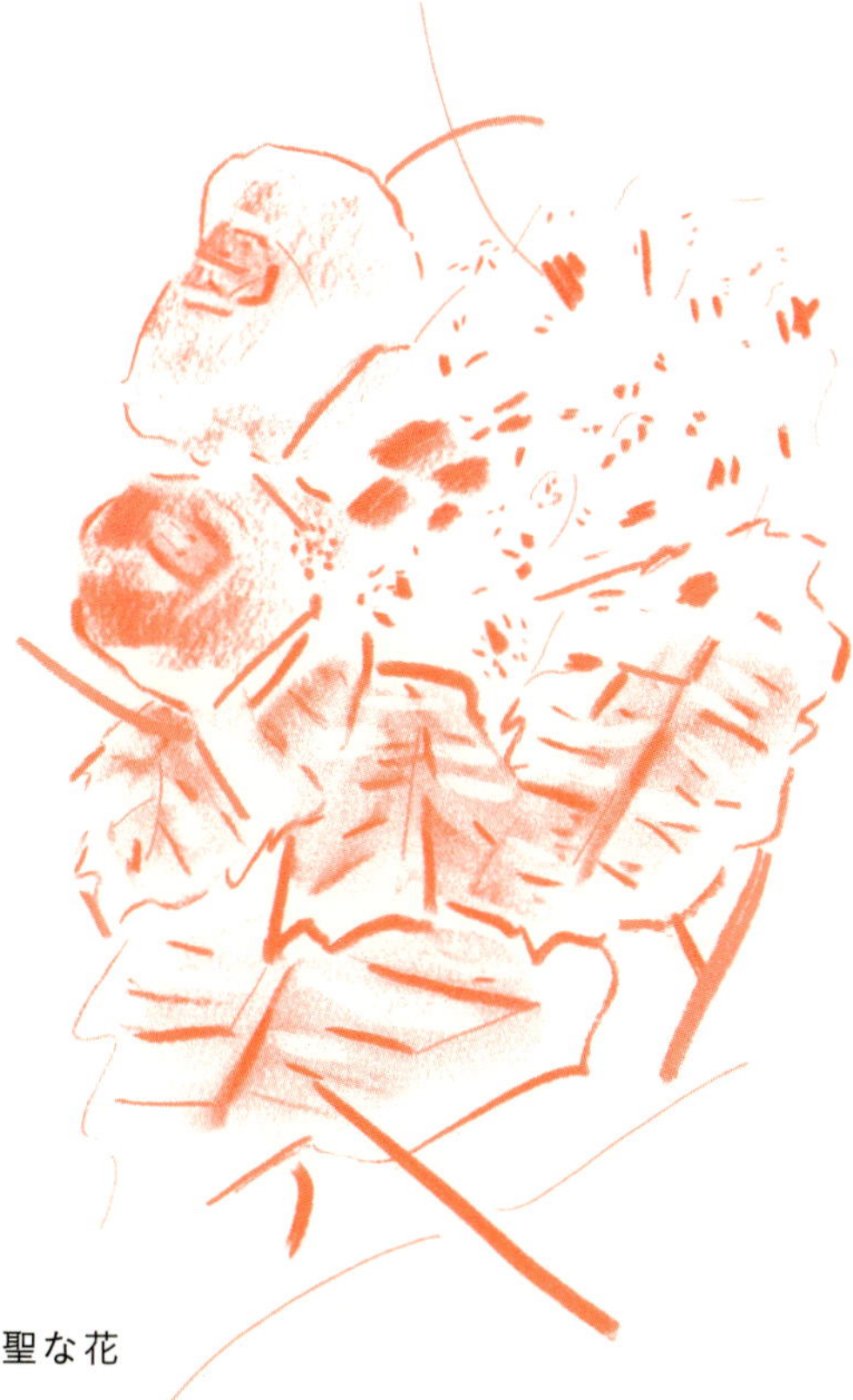

神聖な花

インドの道ばたでは〈マーラー〉と呼ばれる、生の花でできたレイ（花輪）が売られています。それを尊敬するヨーギに捧げたり、寺院や神殿にもって行って神の像の首にかけたり、さまざまなシーンが神聖な花であふれています。

見守る

花を育てるときは、土壌を用意し、耕し、種を蒔き
水と栄養を与え、辛抱強く成長を見守ります。
わたしたちも花を育てるように、自分を成長させていきます。
なかなか出て来ない芽を気にし過ぎて
焦って種をほじくるようなことをしないように
花が咲いて実を結ぶまで、そのプロセスを楽しみます。
精神的な修行もそれと同じようにとりくみます。

植物キラー

細くスッとまっすぐにのびたサボテンを育てていて、そのサボテンのことを「芳一くん」と呼んでいました。インドに長期滞在するので友人に預けて、帰国してとりに行ったら、芳一くんはすごく太って、大きく右の方へ曲がっていました。姿勢が気になるわたしは、芳一くんの姿勢をなおそうと、まっすぐにしようとしたら、ボキッとにぶい音とともに、芳一くんが折れて……。なにごとも無理な矯正はNGです。

大地を感じる

大地はあらゆるところにひろがり
わたしたちを支えてくれているベースです。
そしてわたしたちの生命を育んでくれる恵みを
惜しみなく提供してくれます。
大地はみずから再生し、生産する
くり返す力をもっています。
その土の中に豊かで肥沃《ひよく》な潜在能力をもちつづけ
それは使えば使うほど、もっと肥沃になっていきます。
限りない能力と可能性に満ちた大地にしっかりと立ち
大地のエネルギーを受けて、パワフルになります。

泥パック

インドのアーユルヴェーダセンターで泥パックを受けたことがあります。裸で全身に泥を塗られ、天日干し。柵《さく》(塀のような囲い)はありましたが、泥人形のような状態でひとり立っていて、見上げれば青空。空からは丸見えです。なんだか間抜けな感じ。だんだん泥がパリパリに乾いて、水で流して終了です。その自然で原始的な感じがここちよかったです。

お香をたく

精神を沈静化するために
部屋に沈香《じんこう》をたくのはどうでしょうか？
自分のこころが安らぐ
部屋の環境が浄化されるような
香りのお香を選びます。
その選ぶときの気持ちが大切です。
体調のよいときに選びます。
環境が神聖なヴァイブレーションで満ちると
からだとこころの重さやだるさから解放されるのです。

お香と祈り

インドに行くまで、お香に関しては、お仏壇やお墓にあげるお線香ぐらいで、あまりなじみのないものでした。けれどインドでは、いたるところがお線香の香りで満ちあふれ、寺院や神殿、家や車の中まで浄化のためにお香をたいています。長距離バスの運転手が、お香をたいてバスを浄化し、祈りを捧げているのを見たとき、「へ〜〜〜」とその真摯《しんし》な姿に感心し、バスは出発したのですが、対向車線に車が来ないと見ると、ものすごいスピードで逆暴走して行くので、祈りを捧げるしか為《な》す術《すべ》がありませんでした。……インドではお香と祈りはセットみたいです。

祈る

動物で祈るのは人間だけです。
祈りの行為は自分（自我《エゴ》）を明け渡し
純粋になるための行為です。
こころを純粋に浄化するために祈ります。
祈りは駆け引きでも欲望の達成のためでもありません。
一心に祈ることで、精神を集中することが可能になります。
祈る行為は依存ではなく
自己を強くする自信をもつことにつながります。

バクティ（祈りの）ヨーガ

たとえ、特別な信仰をもたない人でも、とっさに祈っていることがあります。「助けてください」とか「病気が治りますように」と。バクティヨーガ（信仰のヨーガ／祈りのヨーガ）では、祈ることで自分を明け渡し、純粋になっていきます。インドでは、いつも祈りの声が街中に響いていました。明け方の祈り、夕方の祈り、お祭りの日の祈り、夜を徹しての祈り。……祈りの声の響きに包まれて、祈りにとけて、そこは祈りの地でした。

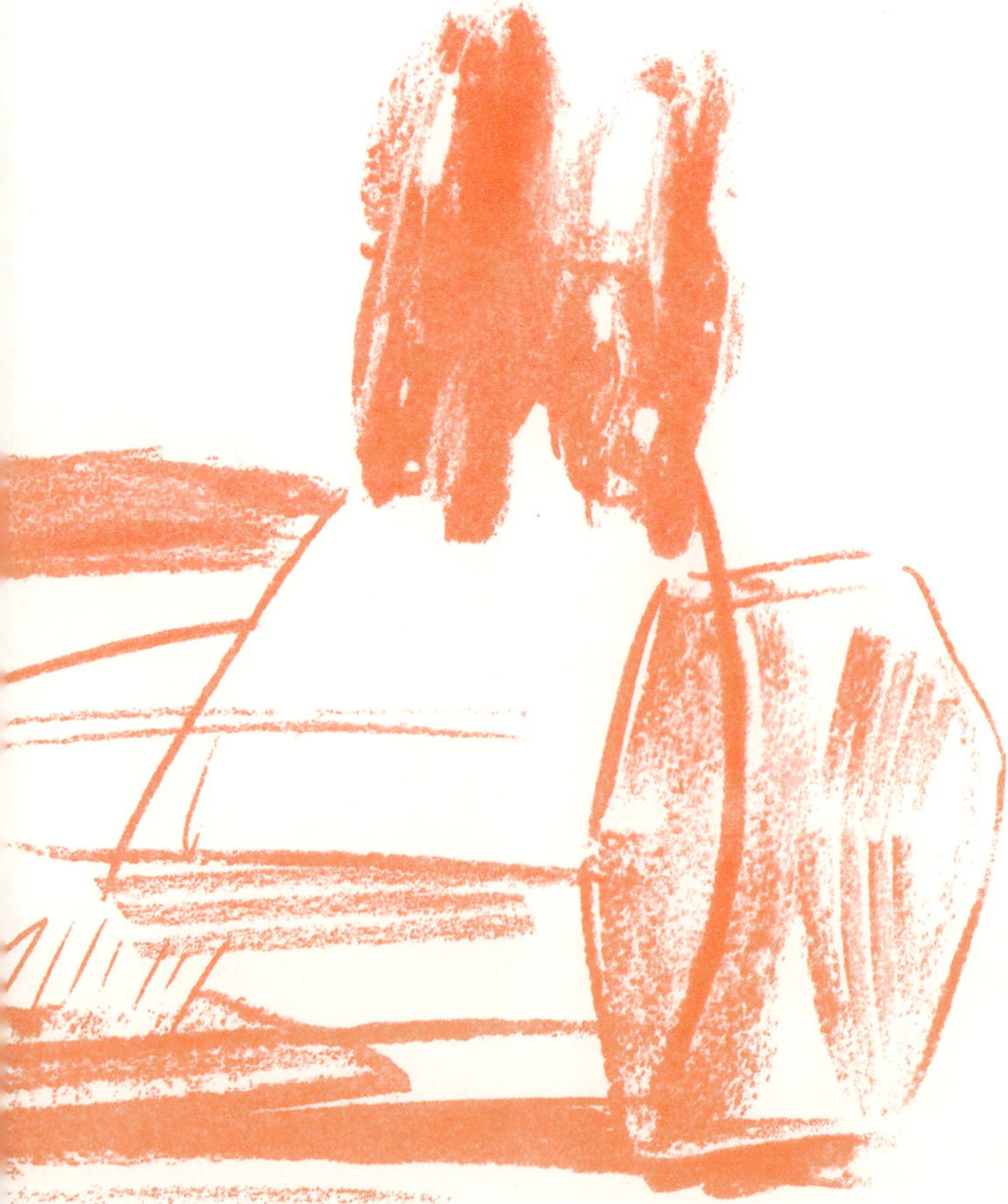

ぶれない姿勢

安定して坐ります。
リラックスした状態で
その姿勢がぶれることなく
長く保てるようになると
呼吸がととのってきます。
一分間の呼吸数も少なくなって
それが、ぶれない集中した
こころの状態をもたらします。
そして、ぶれない人生への姿勢が
自己実現を可能にしてくれます。

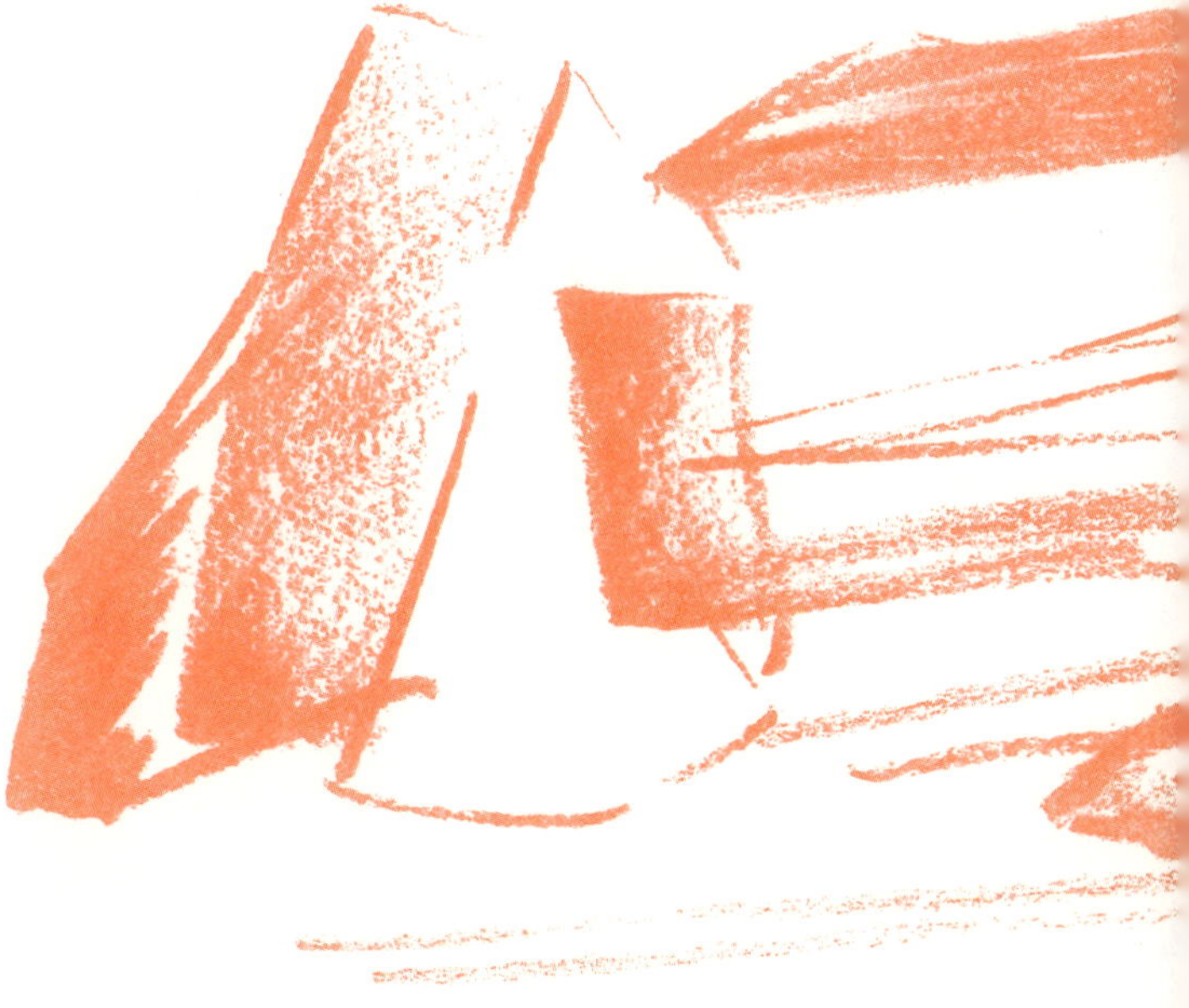

内観する

静かな部屋で、内観、内省します。
目を閉じてこころの動きをじっと観察します。
自分自身に集中し、こころの状態を知り、深く探っていきます。
そのときこころの状態に巻き込まれないように
きちんとこころの傍観者でいます。
こころの状態を自己分析し
こころの動き（乱れ）のパターン、くせを把握します。

こころのくせをなおす

からだのくせを無意識に自分でつくってしまっているように、こころのくせも無意識に自分でつくっています。からだのかたよりを治すとき、反対の動作をするように、こころのパターンも反対のこころの動きをすることによって、矯正していきます。かたよりがないようにニュートラルな状態をめざします。ネガティヴな口ぐせを言う習慣がある場合は、あえてポジティヴなことを言うようにこころがけてみます。

瞑想する

からだとこころをリラックスした状態で坐り
すべてを静かにしていきます。
浮かんでくる思考は
ただ流れていくのを見送ります。
すべてが穏やかで静かになったら
こころの中の静寂にすべてを傾けます。
ただ、今、この瞬間に精神を集中します。
ただ、瞬間の中にある静寂にとどまります。

音のしない透明な世界で

南インド・ポンディシェリという海辺の街で、オーロヴィルに瞑想に行きました。そこには〈マートリマンディル〉という不思議な瞑想ドームがあるのです。〈マートリ〉はサンスクリット語で「母」という意味で〈マンディル〉は「寺院、純粋なこころの内側、純粋な場所、精神、平和」をさす言葉です。ドームの中は沈黙が保たれ、真ん中に巨大なクリスタルの透明な球体が置かれています。完全な静寂に包まれまったく音がしない真っ白な空間では、わたしの中まで静寂が浸透してくるかのようでした。

読書する

精神性を高めるための読書は
進んでいく道のナビゲーターの役割をしてくれます。
こころのヨーガのじっせんの途中で起こりうる
いろいろな変化に対して、こころの準備ができるように
適切なアドバイスを与えてくれます。
「深く読む」という行為。
自分のこころの状態にも照らし合わせながら
一文にじっくり、ゆっくりとりくみます。
何度も読み返し、思索します。

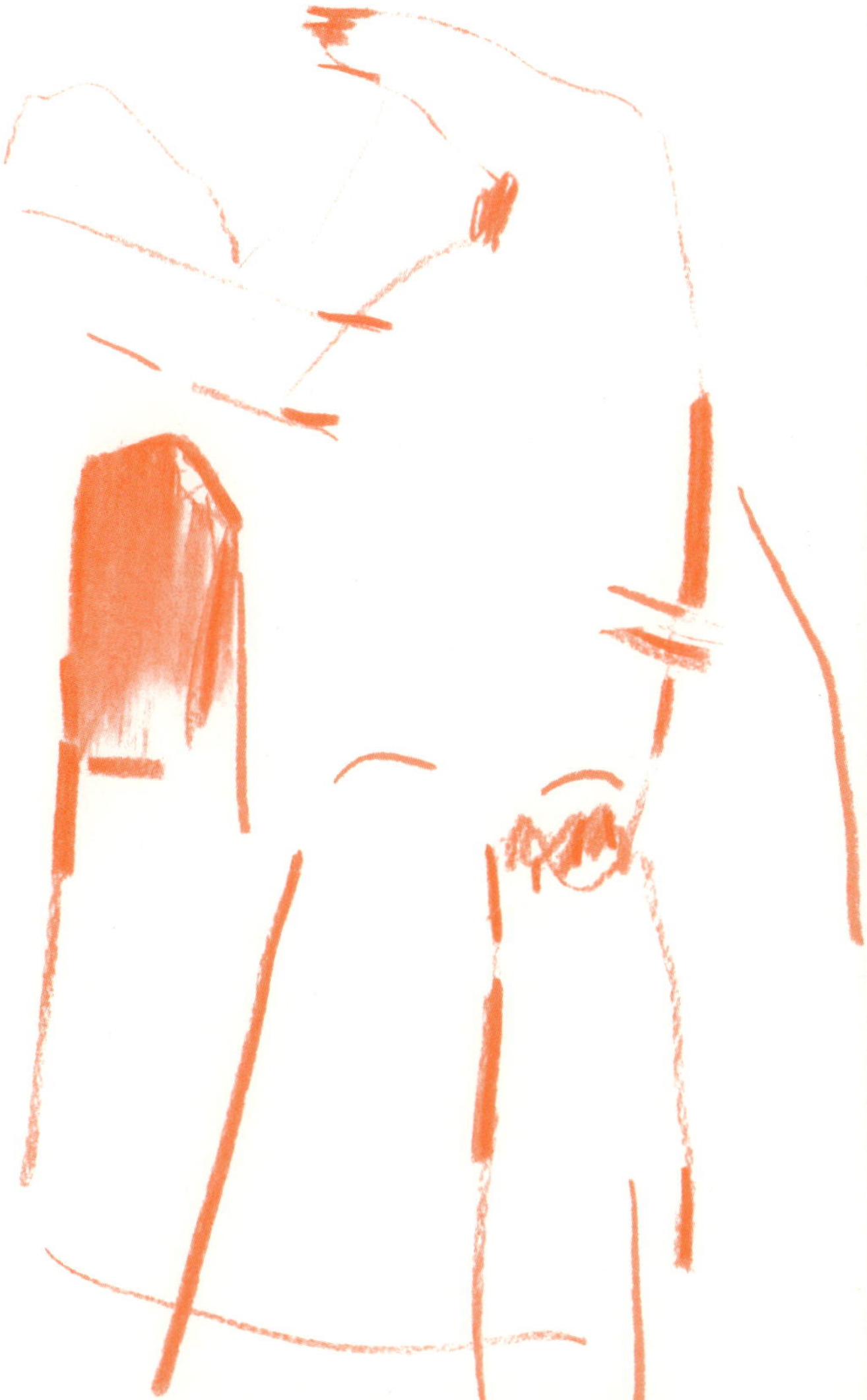

お茶を飲む

目の前にあるお茶をゆっくり飲むこと。
「今、お茶を入れた。お茶碗を持った。
お茶の香りをかいだ。お茶を飲んだ。
お茶がからだに入った。お茶がからだに浸透した。
……目が覚めた」と。
わたしたちは無意識に行動しています。
自分が今、行なっている行為をゆっくりにして観察し
すべての動きを意識します。

シャーンティ(平和)ないっぷく

東インド・ベンガル地方にある〈シャーンティニケタン〉という、その名も〈平和な郷〉という街に行ったとき、赤土の平原がつづく、吟遊詩人が暮らすサンタル族の村を訪ねました。青い空、白いブーゲンビリアの垣根。「チャーイはいらんかね〜〜」と物売りの声がして、スパイスが香る熱いチャーイでいっぷくし、「シャーンティ、シャーンティ」と目を閉じて、のどかさを深呼吸するのでした。

食べること

空腹を満たすためではなく
心身を養う良薬として
正しいこころもちでいただきます。
日々の生活をするため、ヨーガの修行をするためにも
食事による健やかな心身が必要です。
消化しやすくからだに負担のかからない
こころも平和な状態に保てる食物を選びます。

3つのグナ(質)と6つのラサ(味)

ヨーガでは、この世のものを3つのグナ(質)で構成されていると考えます。
サットヴァ(良質)／軽い、光のような、平和な、純粋な性質
ラジャス(激質)／激しい、刺激的な、活動的な、不安を伴う性質
タマス(暗質)／重い、不動の、暗い、停滞した、怠惰な性質
食べ物では、消化しやすくからだに負担のかからない野菜や果物はサットヴァ(良質)です。アーユルヴェーダ(インド伝承医学／生命の知識)は6つのラサ(味)〈甘味・塩味・酸味・辛味・苦味・渋味〉すべてを含む適量のバランスのとれた、新鮮で温かい食べ物をとるように勧めています。

料理する

食事がからだとこころに影響するので
健全な生活を過ごせるように食事を用意します。
料理するときのこころの状態が
ダイレクトに料理したものに反映されてしまうので
怒りや不安とともに料理しないように注意します。
お供物として、神様、仏様に捧げるのと同じように
こころを込めて料理し
食材をもたらしてくれたあらゆる人や恵みに感謝します。

料理を習う

クティ（ヨーガ行者が暮らす隠遁所である小屋）で料理を習うようにいわれ、インド滞在中に料理も習っていました。どういう姿勢、こころで料理するか、どういう態度でその料理を人々にサーブするかが試されていたように思います。禅の世界でも『典座教訓《てんぞきょうくん》』は典座（料理番）が日々の生活の中で禅的に料理すること（＝修行）の方法を教示しているのです。それは日常のじっせんを重視する禅の考え方で、日常生活と修行をわけない生き方です。

落ちついて食べる

からだはわたしたちがそこで生きる神殿、寺院です。
からだを浄化された清潔な場所に保つようにこころがけます。
そのためにも暴飲暴食を避けます。
落ちついて食べるために呼吸をゆっくりにととのえます。
消化を助けるために姿勢をまっすぐにととのえます。
食事を大いなる存在（神）に捧げ、合掌して
静かな気持ちでいただきます。
そして、食べたあとに食べ物がどう心身に影響するか自己観察します。

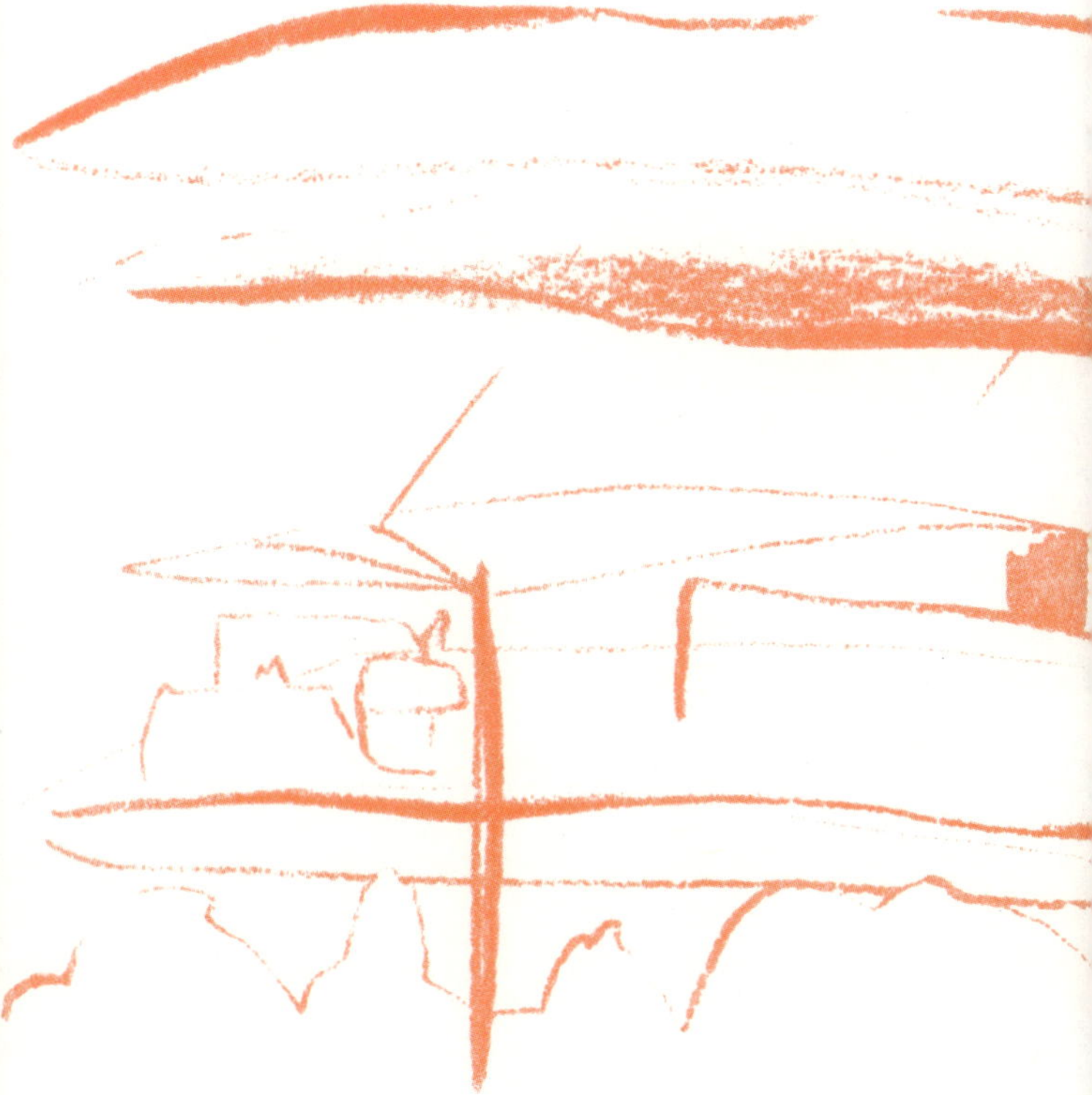

散歩する

気持ちのよい時間帯に
気持ちのよい道を選んで散歩します。
そのとき、吐く息を長くするように意識しながら歩きます。
からだは人生を目的地に運んでいってくれる車です。
メンテナンスが行き届いた、燃費のいい車がいいように
からだもきちんと動けるように
日頃からメンテナンスしておきます。

ゆったり、ときに早足で

南インドのクリシュナムルティファンデーションに滞在していたとき、クリシュナムルティ（瞑想家）の生前のビデオを観て過ごしました。そのひとは美しい白い部屋の白いベッドの上に、まるで体重を感じさせないように座っていました。太陽の強い光を黒い傘でさえぎり、ゆったり、ときに早足で散歩していました。長い時間、考えることなしにひとり静かで平和に満ちてそのひとは歩いていました。

木の葉の音を聴く

風に揺れる木を眺め、木の葉の音を聴きます。
木は見えないところで、大地にしっかり根をはっています。
けれど幹からのびた枝は柔軟性があって
風を受け流し、木の葉を揺らします。
そのさらさらという音は
とても耳にここちよく、風とともに動くことが
無理のない柔軟な人生の在り方を示してくれています。

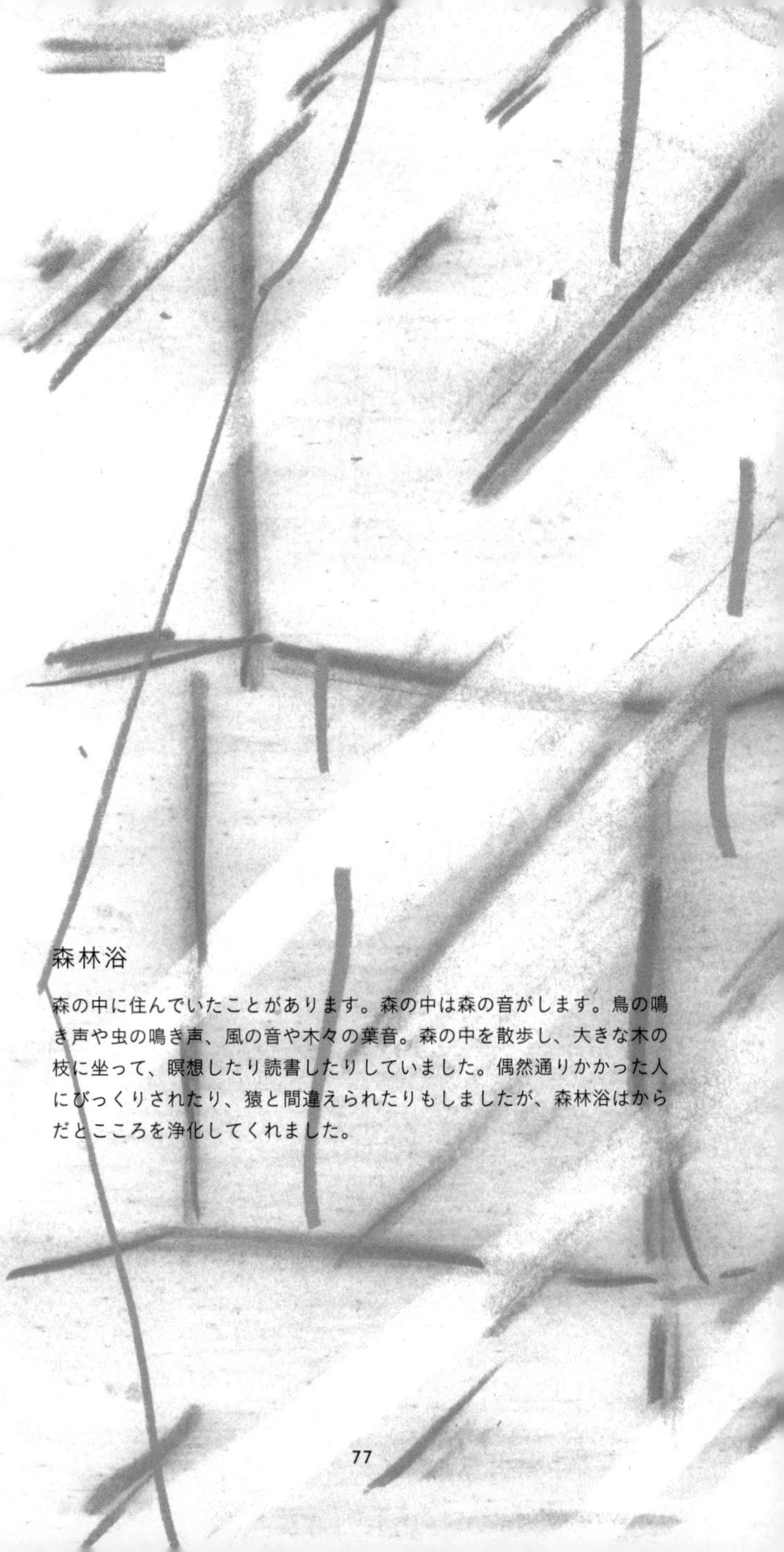

森林浴

森の中に住んでいたことがあります。森の中は森の音がします。鳥の鳴き声や虫の鳴き声、風の音や木々の葉音。森の中を散歩し、大きな木の枝に坐って、瞑想したり読書したりしていました。偶然通りかかった人にびっくりされたり、猿と間違えられたりもしましたが、森林浴はからだとこころを浄化してくれました。

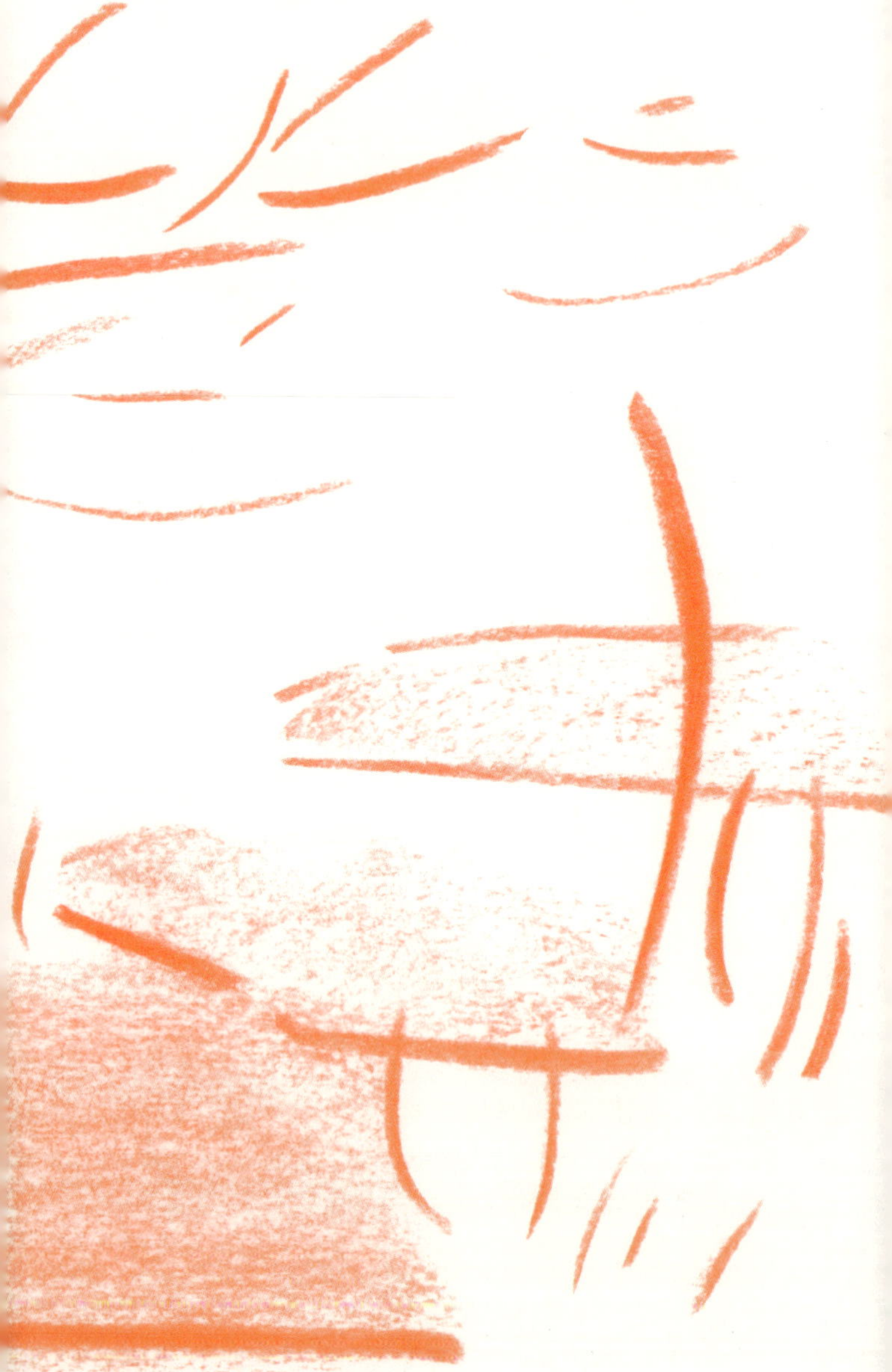

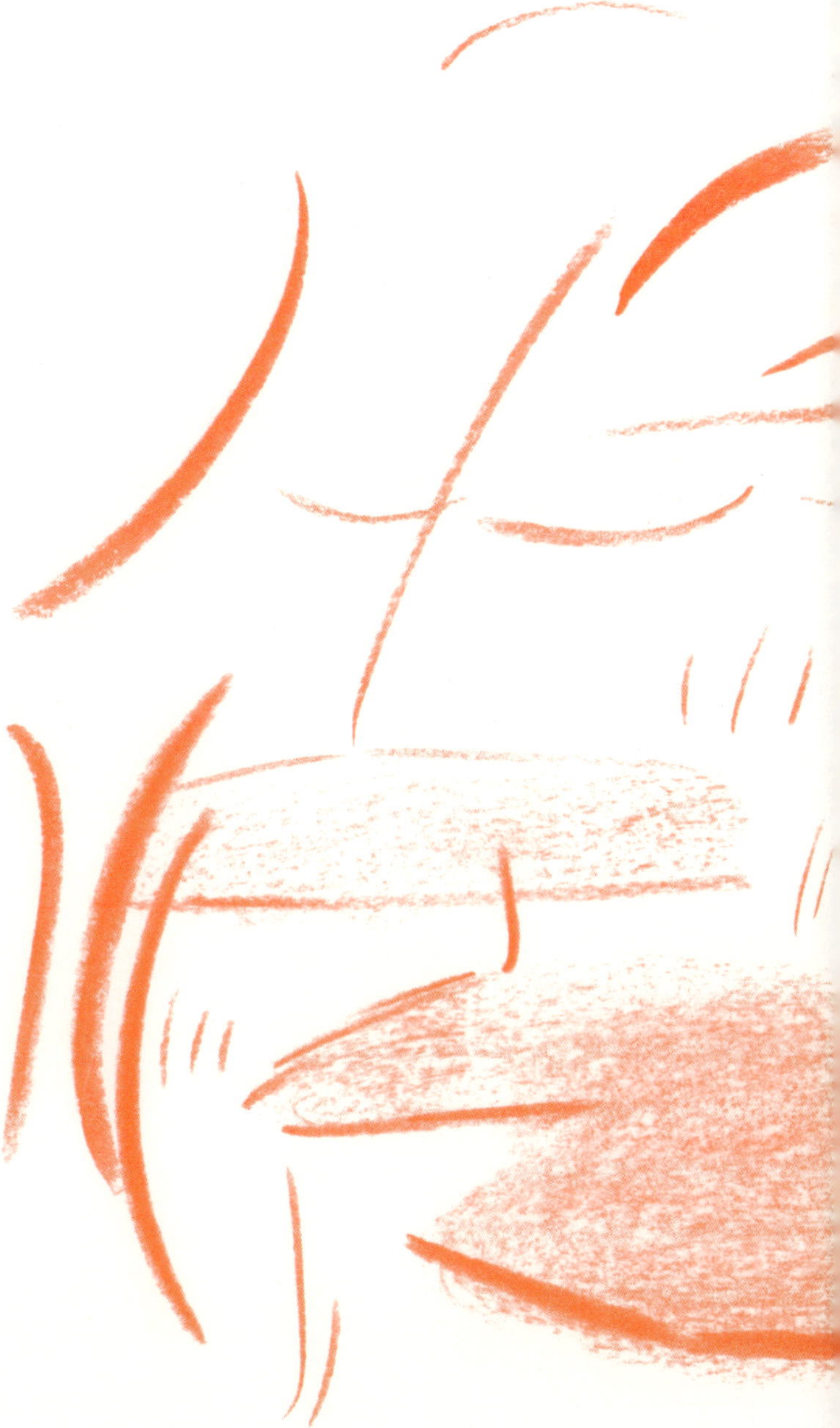

旅に出る

旅は日常生活から離れ
見知らぬ世界へとわたしたちを誘ってくれます。
ヨーガの旅は、内なる意識へと向かう旅です。
それは日常に住まいながら
一歩を踏み出す精神的な旅で、荷物はいりません。
むしろ執着という荷物を置いていく
自己防衛という荷物を手放す
自我《エゴ》という衣服を脱ぎ捨てる旅立ちです。

旅は身軽に

旅に出るときに、日常使っているすべてのものを鞄につめないと不安で、「とりあえず、持っていこう」とすると、どんどん荷物は多くなります。自分の日常住んでいる場所の常識も鞄につめていくと、旅の思いがけないアクシデントに対応できずに、ストレスを感じるかもしれません。鞄にお土産のスペースが必要なように、こころに新しい境地がひらけるスペースが必要です。

風に吹かれる

風が吹いて、空気が流れていると
爽やかで素敵な気分になります。
青空にぽっかり浮かんだ白い雲が
風に流されていくようすを眺めます。
すべては流れていて
人生の逆風にさらされても
ときは流れ、季節も移り変わり
人生が好転するときもやがてくると
追い風を待ちます。

地水火風空

ヨーガでは五大といって、この宇宙(世界)を構成している物質的要素を「地水火風空」であらわします。その中で「風」は、成長、拡大、自由、すべてを達成する強い生命エネルギーをあらわします。からだの中にも「風(生命エネルギー)」が流れていて、それが滞《とどこお》らないように流れをよくし、こころの中の流れもよくしておきます。

元気になる

規則正しい生活、よい姿勢、こころの安定により
健康状態は自然によくなり、どんどん元気になってきます。
筋肉労働や頭脳労働のどちらにおいても
疲れにくくなり、すべてにおいて
抵抗力、忍耐力、持続力などが強化されます。
からだの組織が活気づいて
気持ちも生き生きとしてきます。

今を生きる

なにかに死ぬほど真剣にとりくんでいるとき
人生の大切な瞬間をわたしたちは生きています。
全力で自分自身を生きること。
本来の目的を生きているときは
時間とエネルギーのロスはありません。
完全に生きること。
しかも自由に。
今、この瞬間を。

仕事をがんばる

仕事そのものに没頭して生きることで
自我《エゴ》を離れて、意識を高めていくことが可能です。
社会の中での自分の役割を
純粋な意識を通して直感できれば
仕事の結果や報酬に縛られることなく
仕事を通して自分を限りなく成長させていけます。
目の前に展開している仕事を
否定的な感情をさしはさまずに
ひとつずつ確実にこなしていきます。
仕事そのものを輝かせて生きます。

カルマ(行為の)ヨーガ

インドのヨーガ大学に留学していたとき、土曜日の午後には「カルマヨーガ」の時間があって、いってみればそれは学校内の草とりをすることなのですが、禅でいうところの「作務」。修行の一貫ですね。報酬を期待せず、仕事(行為)に没頭し、なんの感情もさしはさまずに淡々と実行していきます。作業を終えたあとにいただく飲み物としばしの休憩のひとときは、「終わったあ〜〜」という満足と解放感で満たされ、期待せずとも、お金には換算できない報酬がもたらされるのでした。

あいさつする

あいさつは神聖なもので
相手の神性に対して合掌することです。
純粋な気持ちで相手をこころからリスペクト（尊敬）します。
インドではグル（師）に対して
師の足に触ってあいさつするので
それは、師に対してひれ伏すような感じになります。
あいさつはお互いに対しての祈りで
それは癒しの行為です。

post card

料金受取人払郵便

浅草局承認

1068

差出有効期間
2022年
9月30日まで

111-8790

051

東京都台東区蔵前2-14-14 2F 中央出版

アノニマ・スタジオ

じっせん　こころのヨーガ　係

本書に対するご感想、赤根さんへのメッセージなどをお書きください。

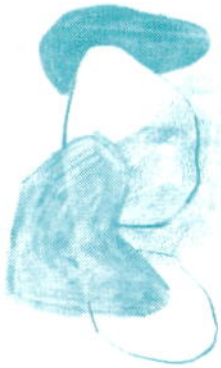

illustration:Ippei Matsui

このはがきのコメントをホームページ、広告などに使用しても　可　・　不可　（お名前は掲載しません）

じっせん　こころのヨーガ

3/220217

この度は、弊社の書籍をご購入いただき、誠にありがとうございます。
今後の参考にさせていただきますので、下記の質問にお答えください。

Q/1. 本書の発売をどのようにお知りになりましたか？
□書店の店頭　□雑貨店の店頭
□アノニマ・スタジオからのご案内　□友人・知人に薦められて
□その他（　）

Q/2. 本書をお買い上げいただいたのはいつですか？　年　月　日頃

Q/3. 本書をお買い求めになった店名とコーナーを教えてください。
店名　コーナー

Q/4. この本をお買い求めになった理由は？
□著者にひかれて　□タイトルにひかれて
□テーマに興味があったので　□イラスト、絵のタッチにひかれて

Q/5. 価格はいかがですか？　□高い　□適当　□安い

Q/6.『こころのヨーガ』を読んだことがありますか？　□はい　□いいえ

Q/7. よく読む雑誌を教えてください。

Q/8. からだと心のために心がけていることはありますか？

Q/9. 心の支えとなった本や映画、音楽を教えてください。

Q/10.最近の興味がある事柄（食、環境など）を教えてください。

Q/11.アノニマ・スタジオをご存知でしたか？　□はい　□いいえ

お名前

ご住所　〒　ー

ご職業　ご年齢

e-mail

今後アノニマ・スタジオからの新刊、イベントなどのご案内をお送りしてもよろしいでしょうか？　□可　□不可

ありがとうございました

癒しの真言

ヨーガの世界では「こんにちは」も「さようなら」も「ハリオーム」と合掌しあいさつします。それは苦しみをとりのぞくマントラといわれ「ハリ」はヴィシュヌ神の別名でもあり、ヴィシュヌ神は調和、維持の神様なので、このごあいさつは、お互いを癒すことができる「ヒーリングマントラ(癒しの真言)」というところでしょうか。

肯定的な感情をもつ

「今日は一日、誰もなにも否定しない」
と決めて、その一日を注意深く過ごしてみます。
すると不思議なことに
外から「否定されること」も少なくなっていきます。
相手に対して、外の世界に対して
肯定的な感情をもつことで
肯定的な人間関係、世界が自然に展開していくようになるのです。
なにごとにおいてもいい面をとらえて否定しない人
あまりささいなことにこだわらず受け流している人
そのまわりには気持ちのよい爽やかな風が吹いています。

斜め上を見る

気持ちが沈んで、視線が斜め下に落ちているときは
意識して斜め上を見ます。
からだの姿勢とこころの姿勢を自分で矯正します。
「いつも快活でいる」という
こころの習慣をつけるため
落ち込んだときは
斜め上を見るようにして
向上するこころへ。

ものごとを俯瞰《ふかん》する

起こっている現象に巻き込まれてしまうと
その渦巻きの中で溺れてしまいます。
自分の人生を客観視すること。
ものごとを俯瞰することで
いつも冷静に過ごすことができます。
自分の人生は映画のようなもので
監督と主役、どちらも自分です。
どういう展開にするのか
出来事にどう反応するのかは
監督（自分）が決め、主役（自分）が演じるのです。

遠く眺める

インドのヴァラナシーという古い街の迷宮のような露地をさまよい、神秘的な時間の流れの中で、朝はガンジス河のほとりの寺院でプージャー(祈りの儀式)を見て、夜は燃えているガート(死体を焼いている場所)を遠く眺めて、いのちは永遠でないことを沈思黙想し、世俗的な考えから解き放たれるのでした。

目標をもつ

執着なしに目標をたてます。
結果にこだわるのではなく
その目標に向けてのプロセスを存分に楽しみます。
ヨーガ的な目標、決意、願いは
誰をも傷つけない自由で平和で幸せに導くものです。
それを念頭において、目標に近づけるように日々精進します。
忘れないように紙に目標を書いて
目につくところに貼って実行します。

ニュートラルでいる

決心してなにかをはじめると
極端に走ってしまうことがあります。
やる気があり過ぎて焦って無理して
ゴールに早く到達しようと急激にやり過ぎてしまうのです。
それはまた、強欲にとらわれていることになります。
極端に走らず、中道《ちゅうどう》（極端を避ける）をこころがけて
いつもニュートラルな状態でいます。
欲を離れて、たんたんとじっせんします。

早寝する

夜に活動して刺激を与えていると
だんだん自然のサイクルからはずれて
不自然な状態になってしまいます。
一度、日の出と日没に自分の日課を合わせて
自然に調和した生活を実感します。
自然で快適な眠りをめざして
すっきりした目覚めを導きます。

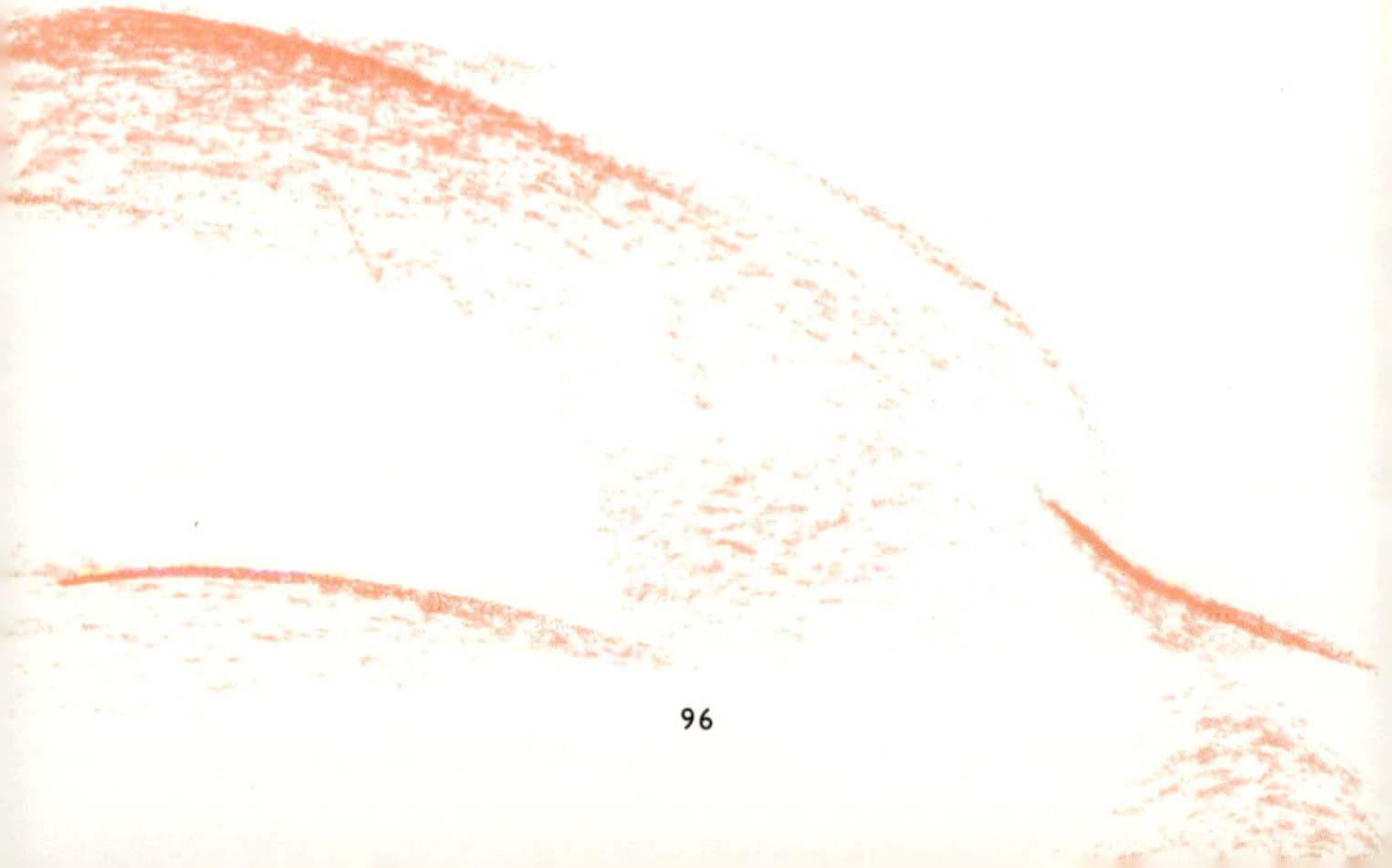

日課をこなす

人生の計画をたて、日課を決めます。
日課を正しくこなすことは、簡単なようで
実はちょっとしたことで
すぐに崩れてしまう危険をはらんでいます。
日課をこなしていくことで、それが習慣となり
そこまで到達すると
いろいろな成果が得られていることに気づかされます。
精神性を高めるための
ヨーガ的な暮らしをずっとつづけていきます。

時間を守る

本来は過去も未来もなく
あるのは刹那《せつな》（その瞬間）だけであるというのが
ヨーガの時間論です。
できるのは「今を生きること」だけであると。
それぞれが貴重な自分の時間（今）を生きているとしたら
時間に遅れることは
約束した人の時間を奪うことになります。
時間を守ることで
自分と相手のこころを乱さないですみます。

タイムトラベラー

わたしたちは頭の中でいつも過去に旅し、未来に旅するタイムトラベラーです。とりもどせない過去と幻想でしかない未来に意識が向けられ「今」が空虚に。インドではよく電車が遅れて、待たされることがありました。あきれるほど待たされるので、あるときから心理的に「待つ」ことをやめることにしました。電車が来る時間にフォーカスするのではなく、待っている「今」できることにフォーカスし実行します。

人の役に立つ

生まれてきたからには
この世で果たす自分の役割、使命を知りたいと思います。
それがこの世のためになり
人の役に立つことだといいなあと思います。
働くということは「傍《はた》を楽《らく》にすること」。
自分が働く、行為することが
自分のためだけでなく
傍を楽にし、人の役に立つことだとすれば
嬉しい気持ちで毎日を過ごすことができます。
そして、仕事ができることを深く感謝することもできます。

正直に生きる

正直に徹すること。
そうすることで嘘がないので
からだは健康で
こころは自由な状態でいることができます。
人生に嘘があると、それを隠そうとして
もっと嘘を言わなければならなくなって
ちょっとしたことにも気持ちが動揺します。
その正直が人を傷つけないことに注意した上で
言葉とこころの中に嘘がないようにつとめます。

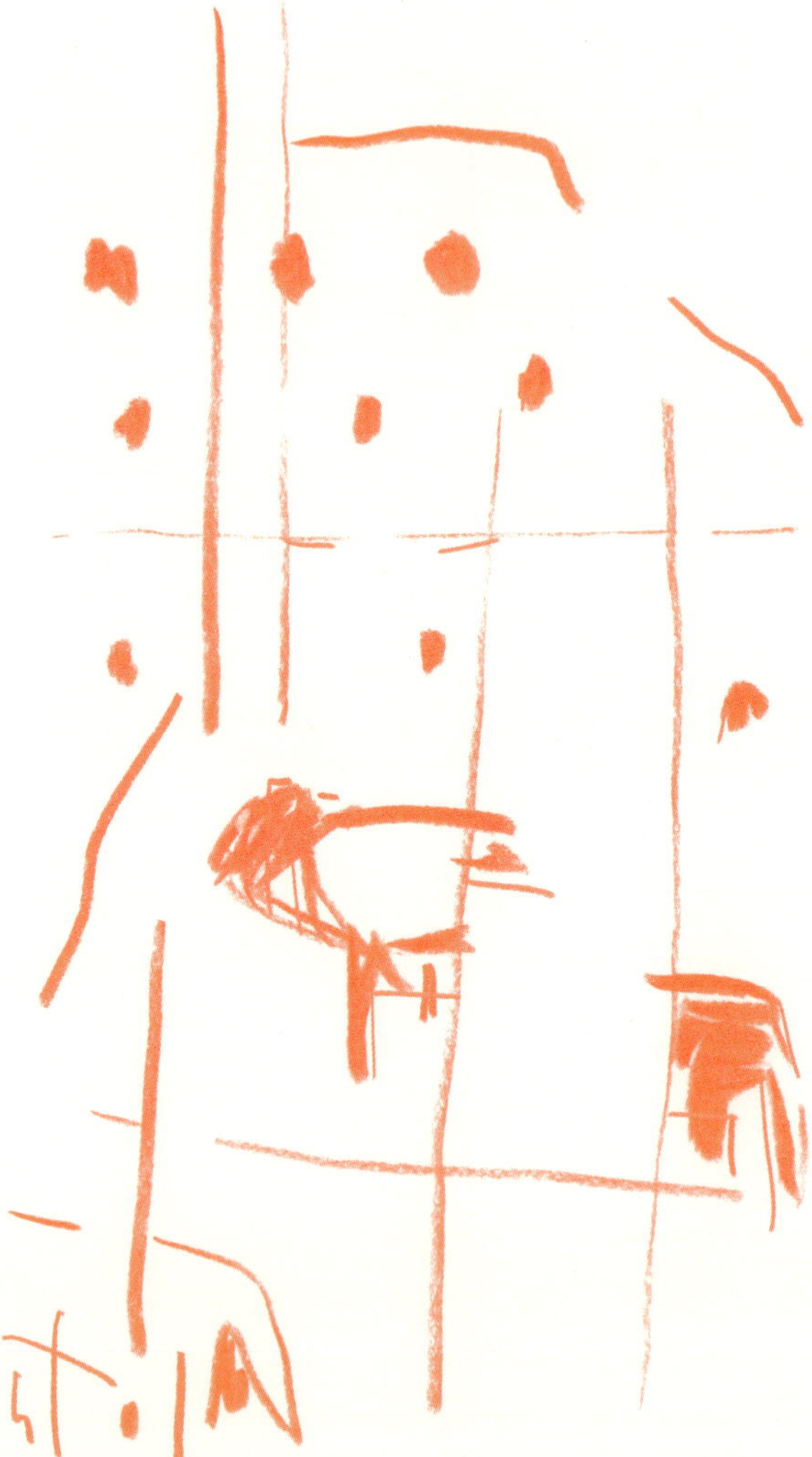

仲良くする

人と仲良くできないのは
自我と自我がぶつかることで
二人は相容《あいい》れない存在となってしまうのです。
自我をさげると、対象と自分の間の壁がとけて
そこに一体感が生まれます。
自分とそれ以外のものとの隔《へだ》たりがなく
自分とそれをとりまくすべてのものとが
つながっている状態です。

やさしい気持ち

やさしい気持ちをもつためのレッスンは
自分がその人のためにしてあげられることを探してみること。
それは大げさなことではなく
その人のこころを癒してあげられること。
ただ寄り添うだけでもいいし
笑顔で接することや、やさしい言葉をかけること。
自分ができる小さな善意。
それが自分をも癒すことになるやさしさの連鎖です。

木霊《こだま》のようなひと

たたずまいがやさしい雰囲気のそのひとは、自己紹介したときに「わたしのことは『エコー』って呼んでね」と言いました。名前の中に「エコー」という要素がないことを不思議に思いましたが、そのやさしい語り口に気持ちがとけそうになりました。そして彼女が静かに微笑んで「人に対して『木霊』のようでありたいから」と言ったとき、恋に落ちそうになりました。

見返りを求めない

見返りを計算することなしに
純粋に行為します。
見返りを求められる贈り物も
「なにかを返さなければならない」と
こころが縛られるので
受けとらないようにします。
もらうことより、獲得することより
あげる、与えることの方の比重を
多くするようにこころがけます。
与えることで失うことはなく
むしろ喜びを得られます。

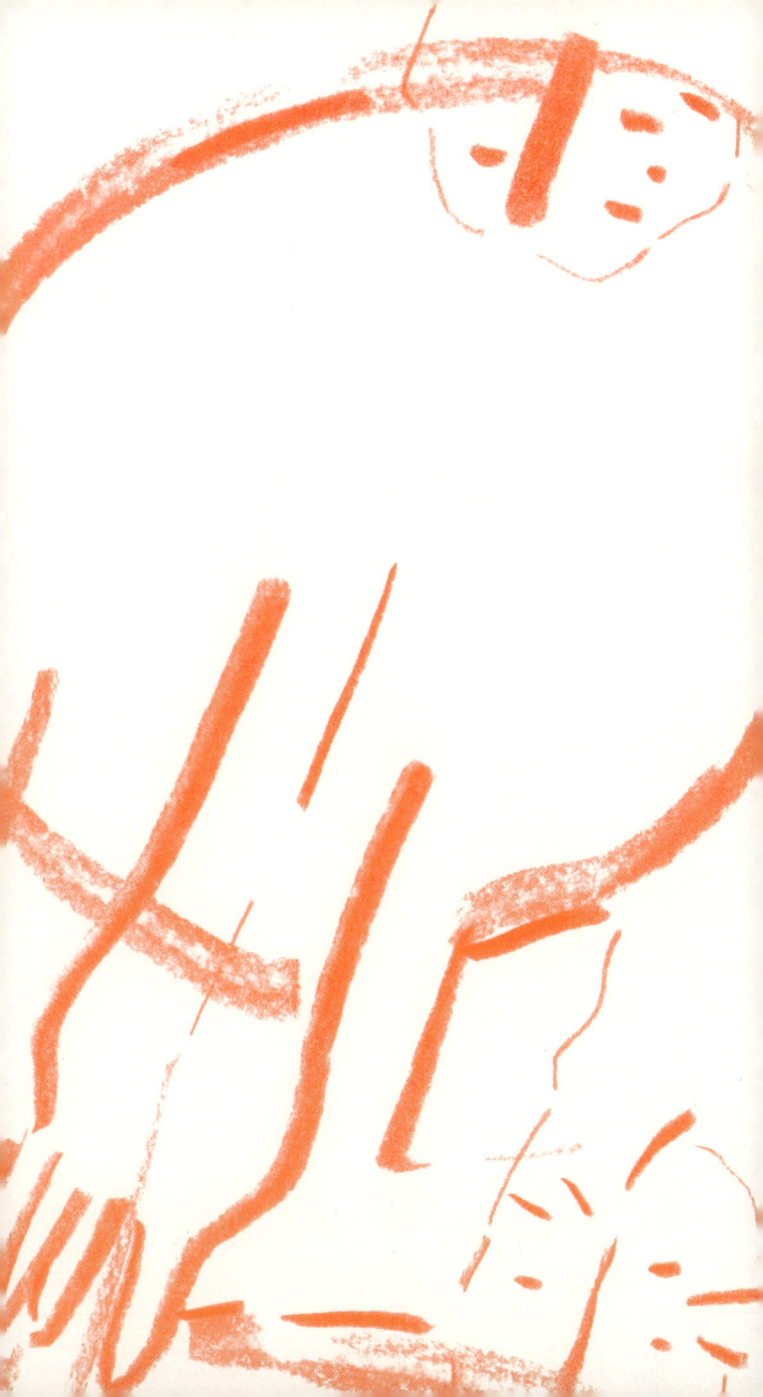

平和を保つ

自分をとりまく環境（人間関係）において
いっさいの争いや
せめぎ合いがないようにします。
こころを湖の水面だとして
そこが波立たないように
こころの動きに注意します。
激しい気持ちや傲慢《ごうまん》な気持ちが渦巻いて
それに巻き込まれないように
呼吸を静かにととのえて
いつもこころの湖面が
穏やかであることをこころがけます。

500人の沈黙

インドでの10日間の沈黙の瞑想キャンプには500人が参加していました。10日間は誰も話さず、読まず、書かずで、静かに瞑想しているだけなので、500人は誰でもなく、そこにエゴがないため、どんな対立も起きないのでした。それはとても神秘的でロマンチックな体験で、エゴがぶつかり合わない、視線もぶつけない、やさしい時間が流れていました。500人が沈黙して、こころの平安をめざし自分を見つめている、そんな特別な場所でした。

光の方を見る

気持ちが暗いときは
闇の中にひとり、とり残されたような
悲しい気分になります。
けれど、差し込んでくるやさしい光は
向かうべき方向を示してくれているかのようです。
影の方ではなく光の方向へ顔を向けます。
宇宙の光と
自分という小さな宇宙の光を結びつけます。

自己を知る

「自己を知ること」は古代から困難な道で、古代ギリシャ最古の哲学者タレスは「この世で一番難しいこと＝自分自身を知ること」と言いました。ソクラテスも古代ギリシャの伝統的な考え方から影響を受け「汝《なんじ》自身を知れ」と言いました。お釈迦さんは「自らを法灯《ほうとう》とせよ」そして「自己を求めよ」「自己をととのえよ」と言いました。

人生を考える

ぶれることなく自分の人生を歩んでいくために
外に向けた意識を内に向けて
静かに呼吸をととのえて
精神を集中して、内なる声を聴きます。
偽りの自己を放棄し
真実の自己を生きるために
静かに瞑想し、純粋な本来の自己を探求します。
「自分は一体どういう人生を歩んでいきたいのか」
について自問自答し
進むべき方向が間違っていないかをチェックします。

わたしもインドで考えた

インドに着くと、いつでも人生について考えさせられます。そこには生《なま》易《やさ》しい感情などぶっ飛ぶエネルギーに満ちた混沌が渦巻いているのです。巨大な疑問と、過酷な状況と、解決できない矛盾と、生きる苦しみと、神への祈りが、混じりあいドロドロになりながら「さあ、どうする、どうする」とわたしにせまってくるのです。そんなとき思ったのは、表面的なことに惑わされずにそれらを超越して、本質的なことに至《いた》ること。人生が苦しくても、誰もが祈るようにその人生を愛《いと》おしんで生きていると信じたいのでした。

星を知る

「自分はどのような星（運命）のもとに生まれたのだろうか？」

と思うことがあります。

「どんな人生を歩んでいったらよいのだろうか？」

と迷うことがあります。

迷いから解放されるためには
「この世に生まれてきた意味（使命）」を
知ることだといわれています。

「梵我一如《ぼんがいちにょ》（宇宙と自分はひとつである）」

という思想は、宇宙的に生きるように
本当の自分を生きるようにと励ましてくれます。

宇宙的に解放されることで、本当の自分の使命を知るのです。

インド占星術

インド人は、生まれると占星術師のところへ行って、自分のチャート（生まれた日の星の運行を示したもの）をつくってもらい、そのチャートにしたがって、いろいろなことを決めます。インドの新聞には「結婚相手求む」のページがあって、名前や年齢、カーストや結婚相手に求める条件などがズラ〜〜と出ていますが、そのリストの中に「チャート持参のこと」という言葉も書いてあります。「星」が合うかは重要なことのようです。わたしも西インドの砂漠の街で「占星術博士」という勲章をたくさんもらっている人のもとでチャートをつくってもらったことがあります。チャートを読み解くその人は、わたしの運命、死ぬ日のことまでそこに示したのでした。

出会う

出会うということは
自分だけではもたらすことのできない
不思議な縁によって結び合わされたものです。
ヨーガは「結合」という意味で
誰と結び合っていくのかは
人生を設計し構築していくのにとても重要です。
その巡り会いにこころを尽くせれば
与えられた出会いが生かされていきます。
たとえ、嫌だと思う出会いだとしても
なんらかの意味があって出会っている
そこからなにかを学んでいけると考えてみます。

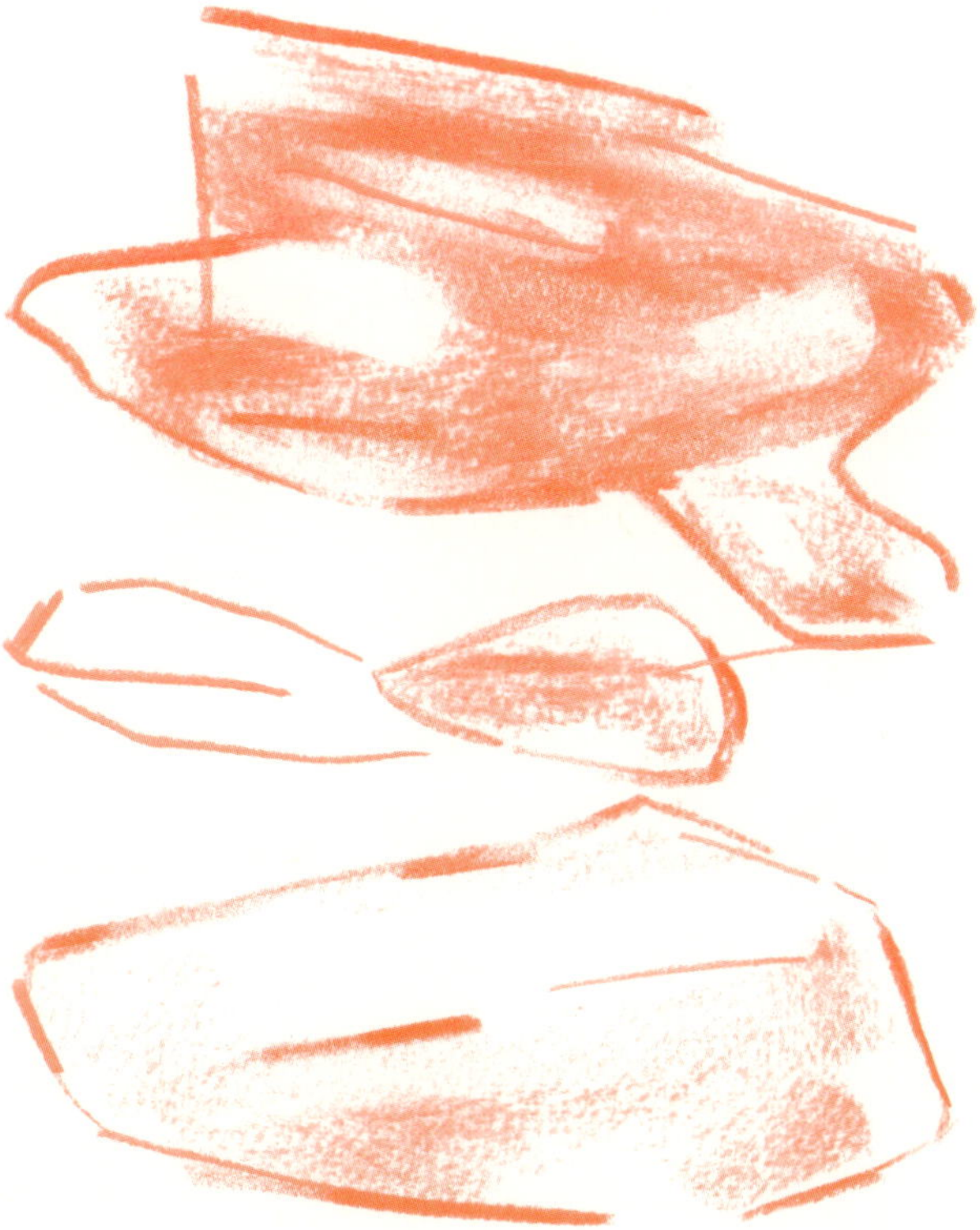

非暴力に徹する

肉体的に暴力をふるわないこと。
言葉で人を傷つけないこと。
こころの中に暴力的な想いを抱かないこと。
人を傷つけることで、自分も傷つきます。
そして非暴力は
暴力をふるわないということにとどまらず
積極的に人を愛するということも
そこに含まれています。

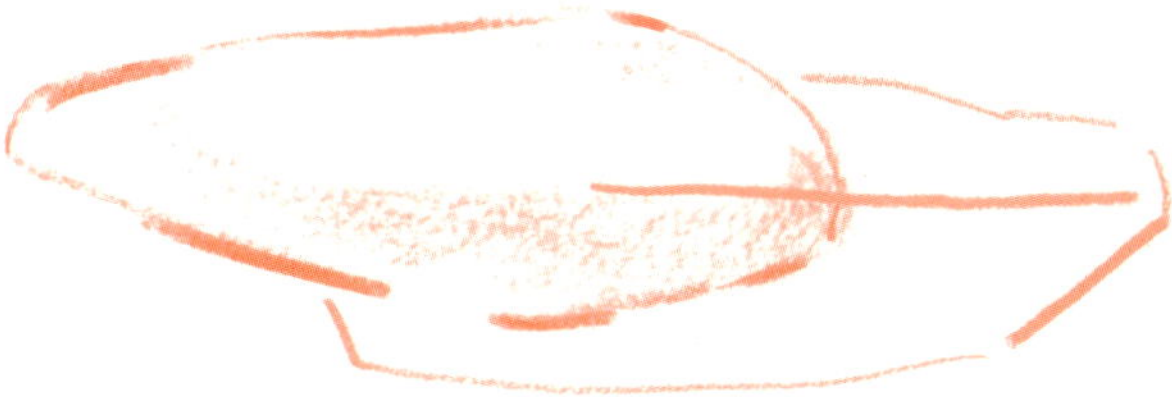

愛情の花の種

「復讐《ふくしゅう》しない」世界になれば、この世は平和へと向かうことができるでしょう。暴力を捨て、愛を届けられたら……。銃（武器）を花（愛情）に変えようとしている人がいます。地雷を撤去してそこに花を植えようと活動している人がいます。自分のこころの中の暴力の種をとりのぞき、愛情の花を咲かせる種をこころの庭に蒔きたいです。

愛する

愛するということは
見返りの愛を求めないことです。
ただ無条件に愛すること。
束縛することは愛ではなく
愛は所有するものでも
特定の相手に対するものでもなく
もっと全体的なもの。
そこには競争も必要性もなく
愛があるとき
そこに苦しみはありません。

別れる

出会いが奇跡だとすれば
別れは新たな出発です。
別れがつらいとしたら
それは素晴らしい出会いだったということです。
出会えたこと、一緒に過ごした時間
共に生きられたことを感謝し
別れを受けとめます。
そして次の段階へと進んでいきます。
別れによって
依存から自由になり、自立を学びます。

依存しない

人は不安なためにいろいろな物や人に執着し依存します。
タバコ、アルコール、薬物、配偶者、子供など
集中の対象を外に求めがちです。
「こころのヨーガ」のじっせんにより
自足の意識が芽生えてくると
人生に対する不安や緊張が消え
いつもリラックスし、満足感と幸福感があります。
依存しているものがあったら
それを心理的に手放すレッスンをします。
一日それなしに過ごしてみます。
次は一週間それなしに過ごしてみます。

共依存の不幸

「結婚生活で問題が起きるのは、お互いが自立していない状態で、寂しいからという理由や誰かに頼りたい、なにかをして欲しいという願いや、執着による共依存の場合である」とヨーギは言いました。「けれど、たとえひとりでいたとしても、こころがつねに乱れていて、なにかに執着しているとすれば、それは本当の意味で『独《ひと》り』でいることにはならない」とも言いました。

孤独を楽しむ

ひとりの沈黙の時間が
限りなく癒された時間となるように
自分自身を愛おしい存在である、と大切にします。
社会の人間関係の中で
こころが疲れていることがあります。
自分が人からどう思われているかに敏感になり過ぎて
自分で勝手にこころを乱してしまうのです。
人との交流の中に生まれがちな
ネガティヴな想い（誤解、嫉妬、執着など）をストップします。
外に向いたこころを内側に向けて、自分自身に安らぎます。

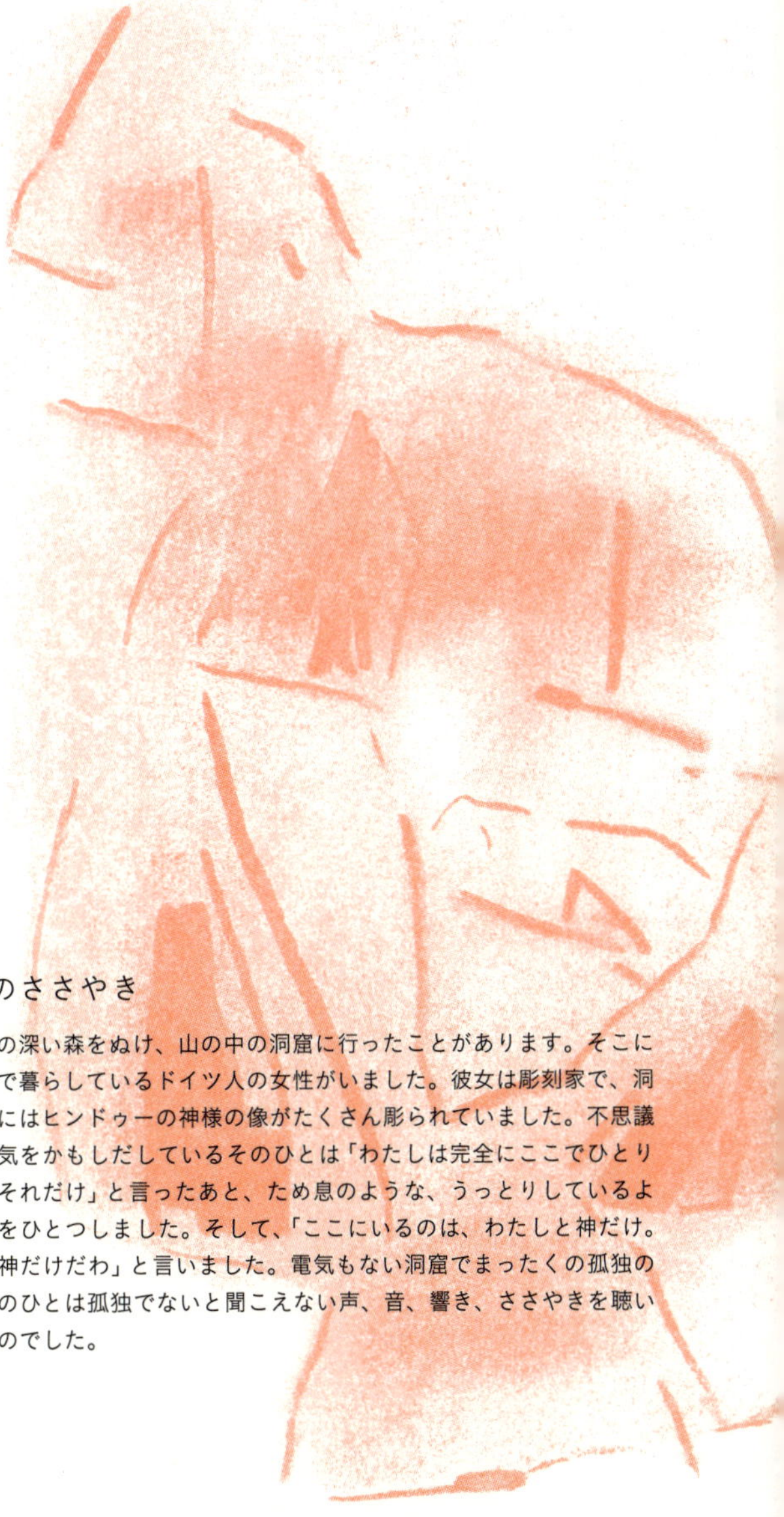

孤独のささやき

インドの深い森をぬけ、山の中の洞窟に行ったことがあります。そこにひとりで暮らしているドイツ人の女性がいました。彼女は彫刻家で、洞窟の壁にはヒンドゥーの神様の像がたくさん彫られていました。不思議な雰囲気をかもしだしているそのひとは「わたしは完全にここでひとりです。それだけ」と言ったあと、ため息のような、うっとりしているような息をひとつしました。そして、「ここにいるのは、わたしと神だけ。いいえ神だけだわ」と言いました。電気もない洞窟でまったくの孤独の夜、そのひとは孤独でないと聞こえない声、音、響き、ささやきを聴いているのでした。

自立する

完全自立をめざし、自分の足でしっかり立つこと。
自分で自分の人生に責任をもち
自分で自分を幸せにします。
ヨーガをじっせんし、瞑想する人たちは
「自己実現できる人たち」ということがいえます。
ヨーガをじっせんし、瞑想することで
ひとりの時間が増え
その時間がとても充実した至福の時間になります。
自立性が高まって、そうすることで反対に
外との関係も自然と改善されます。

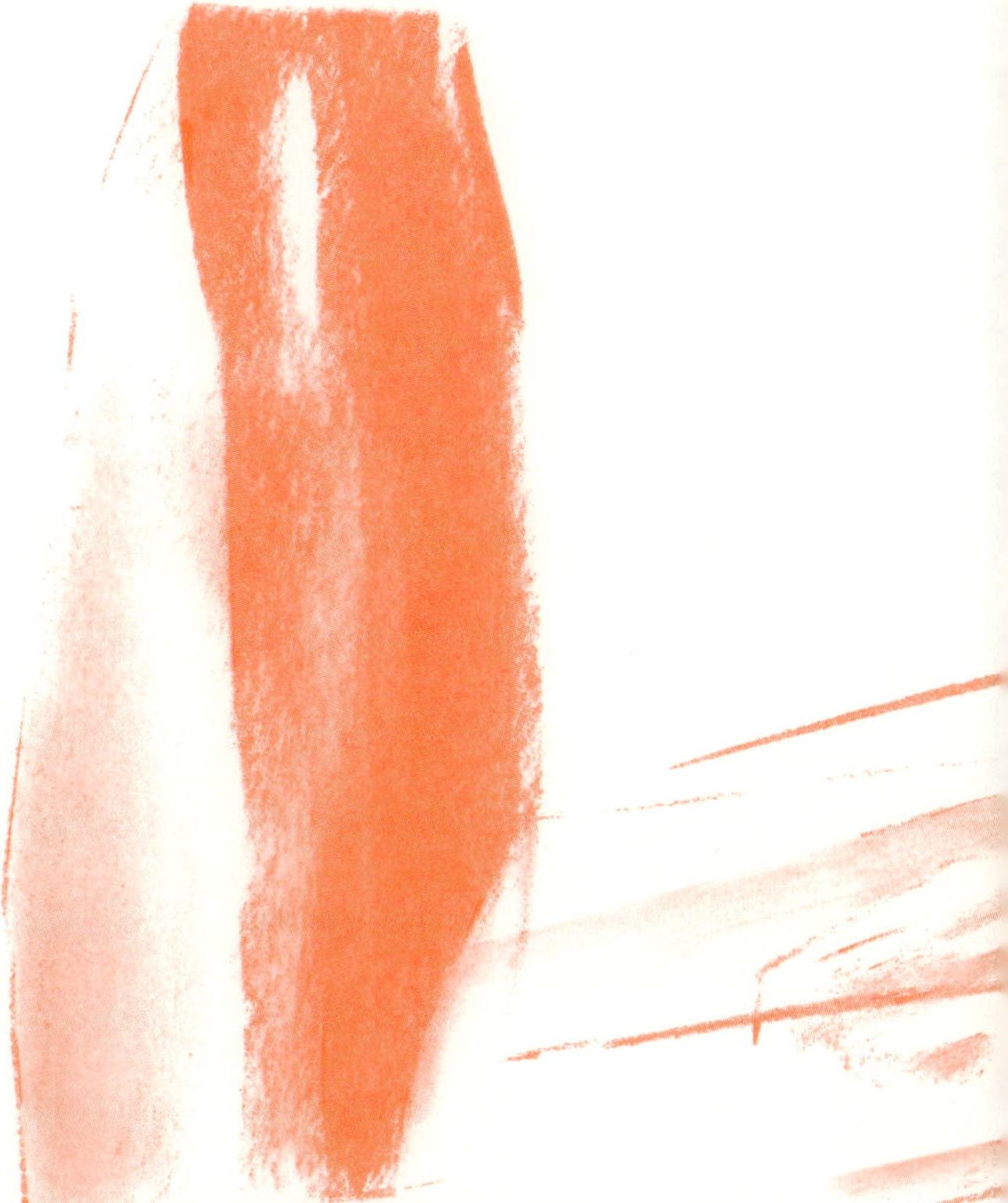

やる気を出す

感情を安定させ、感情の対立がないと
こころが乱されないので
感情によるエネルギーのロスがなく
エネルギーを蓄積することができます。
プラーナ（生命エネルギー）をコントロールし
いつでもパワーをひきだすことができるように準備します。

100歳のヨーギ

そのヨーギは、ピョ〜ンピョ〜ンと飛ぶようにホップステップジャンプのようなエクササイズをしていて、びっくり。80歳の誕生日にセレモニーがあり、そのヨーギの輝かしい人生を紹介されているときは、別に興味なさそうにあくびしていましたが、「お言葉を」とふられるときっぱりと「ヨーガ イズ マイライフ」と言いました。その20年後に同じ場所に行った人から、そのヨーギは元気に100歳の誕生日を迎えていたと聞きました。

超越する

からだを超えるためには健康でいることが大切です。
健康であれば、すでにからだを超えています。
消化、排泄、循環など
すべてをきちんとからだじたいが、行なってくれます。
こころを超えるためには
こころが完全にととのっている必要があります。
こころが混乱していないこと。
そうすればこころに意識がひっぱられることがなく自由です。
からだとこころが助けを求めない状態が
からだとこころを超えられる状況を準備できるのです。

無限の可能性

ヨーガは自己を知ることの大切さと、じっせんすることによって、無限の可能性を知ることができると教えています。すべての人が自分の限界を自分で決めてあきらめてしまうことなく、自分の無限の可能性を知ることができたら、きっと人生を大きく変革できるのだと思います。超人と呼ばれる人は、たとえヨーギでなくてもそのことを知っているのだと思います。

とらわれない

「そんな人とは思わなかった」と言われることがあります。
「そんな人ってどんな人？」と思います。
その人が勝手につくりあげたわたしという幻想。
そしてそれは自分自身にも言えることで
わたしというイメージを壊さないように生きているのかもしれません。
けれどそれは着替えの服と変わらない表面的なもので
本当の自分とは違うのです。
いつもわたしたちは自己葛藤にとらわれています。
「こうでなければならない」、「こうであるはずだ」
という概念、思い込みでいっぱいです。

それらは実体がないこと。
とらわれることは無駄だと気づきます。

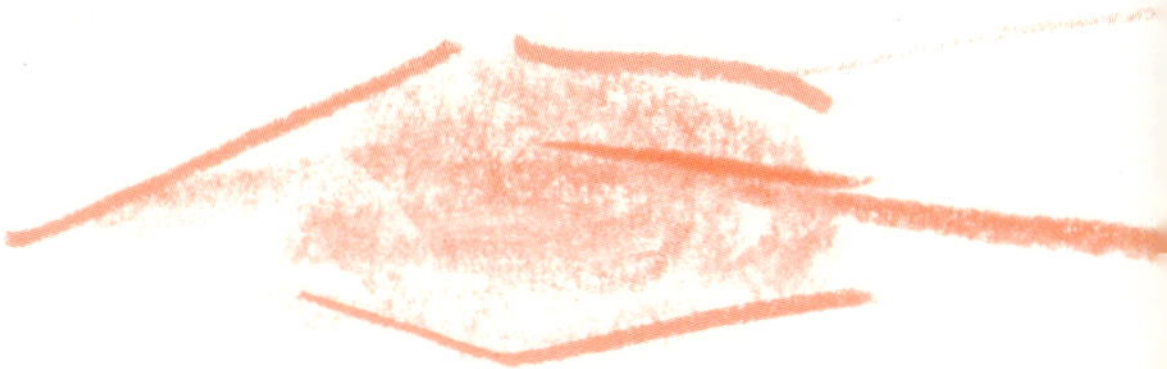

くり返す

あきらめないで、くり返し、くり返し行なうことで
身についていくことがあります。
たとえ、最初はそれがたんなる模倣であっても。
それだけに集中して、くり返し、くり返し行なうことで
そのことと一体となり、そのものになっていく
とけこんでいくことがあります。
不可能に思えたこともくり返し、くり返し行なっていけば
可能になる瞬間がやってきます。

純粋さをとりもどす

インドでは音楽は古代から神に祈りを捧げる手段、神につながる方法でした。バジャン（聖なる歌を歌うこと）やキールタン（神の名前を復唱すること）は、くり返しをともない、自分を聖なる神の名前の中に明け渡します。自我を離れて、精神の純粋さをとりもどすことで、復唱の中にとけこみ、こころは自由へと飛翔していきます。

水にただよう

水は浄化の象徴です。
清らかな水のようなこころを観想します。
すべてを洗い流してくれる透明な水。
光がきらきら輝いた水面に
自分を捧げ、預けます。
水にただよう感覚は、力が抜けて
水にとけて潤されていく感じです。
なんの壁もない、隔たりも、囲いもない
閉ざされていない自由な境地は
ぷかぷか水に浮かんでいる、ただよっていく……。
光を受けて透明な命が輝いていきます。

ガンジス河で沐浴

ガンジス河のほとりに滞在していたときは、よく沐浴していました。河面がキラキラ輝いて暑くても水の中は冷たくて、とても気持ちがよかったのです。「それまでの罪を洗い流してくれる」という古代から祈りを捧げられてきたガンジス河に浸かって合掌すると、悠久の歴史と自然の偉大さに触れたような自分が至福の中にとけこんでいくような感じでした。

のびをする

のびをします。

「ああ〜〜、気持ちがいい〜〜。広い宇宙に気持ちがのびていく〜〜」

と気持ちものばします。

のびをすることで、背骨を支える筋肉を強くし
姿勢と呼吸をととのえることができます。

からだは意識してのびをして、気持ちものばしますが
いわゆる「背のび」や「無理」はしません。
あるがままでいます。
自分を存在以上によく見せようとか、人に気に入られようとか
そういう「背のび」はやめたいです。

あるがまま

わたしたちは自我と過去の記憶を通して
世界を認識しているので
あるがままではなく
自分勝手に世界をつくりあげてしまいます。
こころの鏡に映った世界を、ゆがめることなく
あるがまま映す、現在形でとらえる
受けとめる練習をしていきます。
こころ（世界を映す鏡）が
自我や過去の記憶で曇らないように。

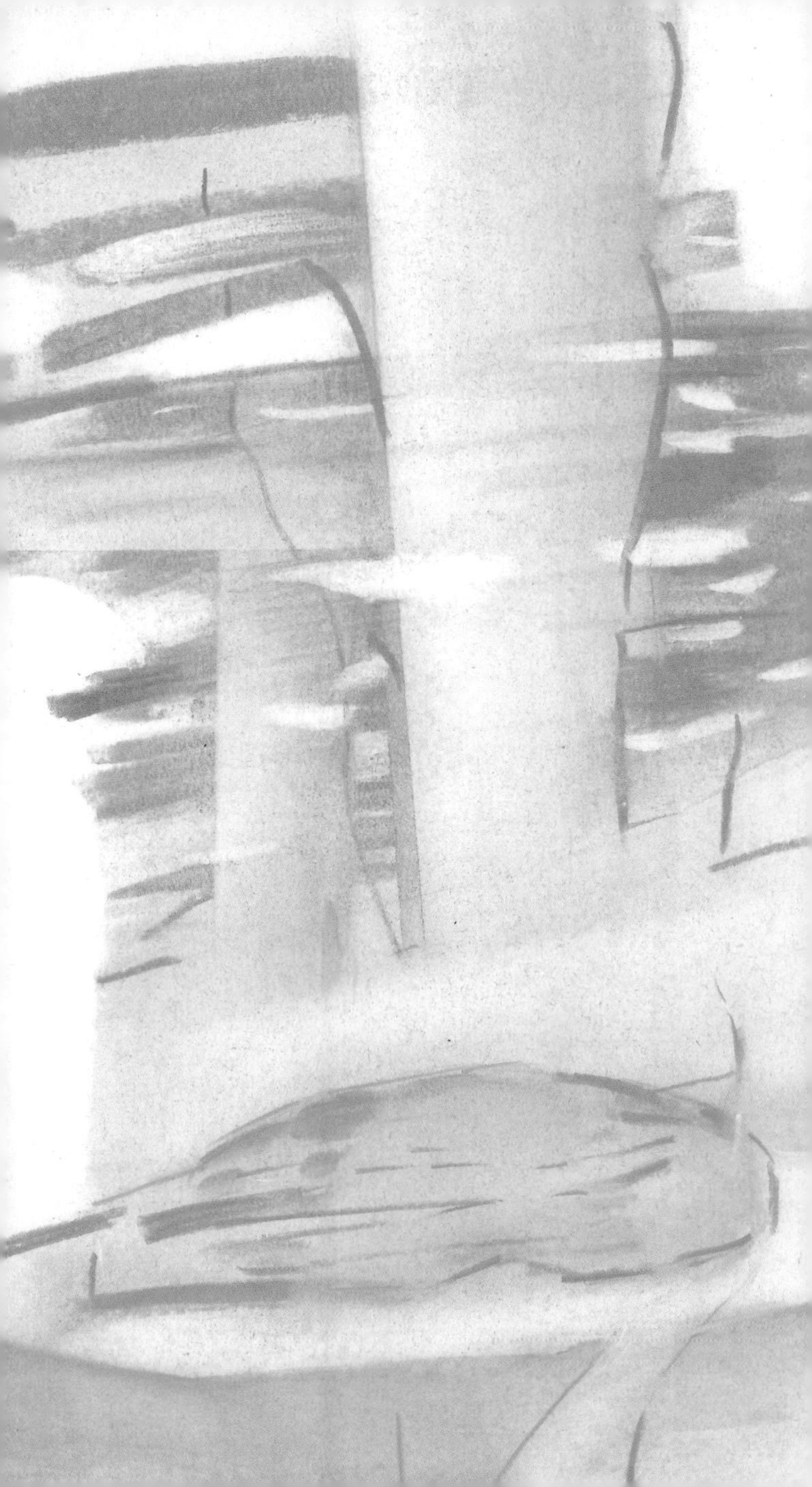

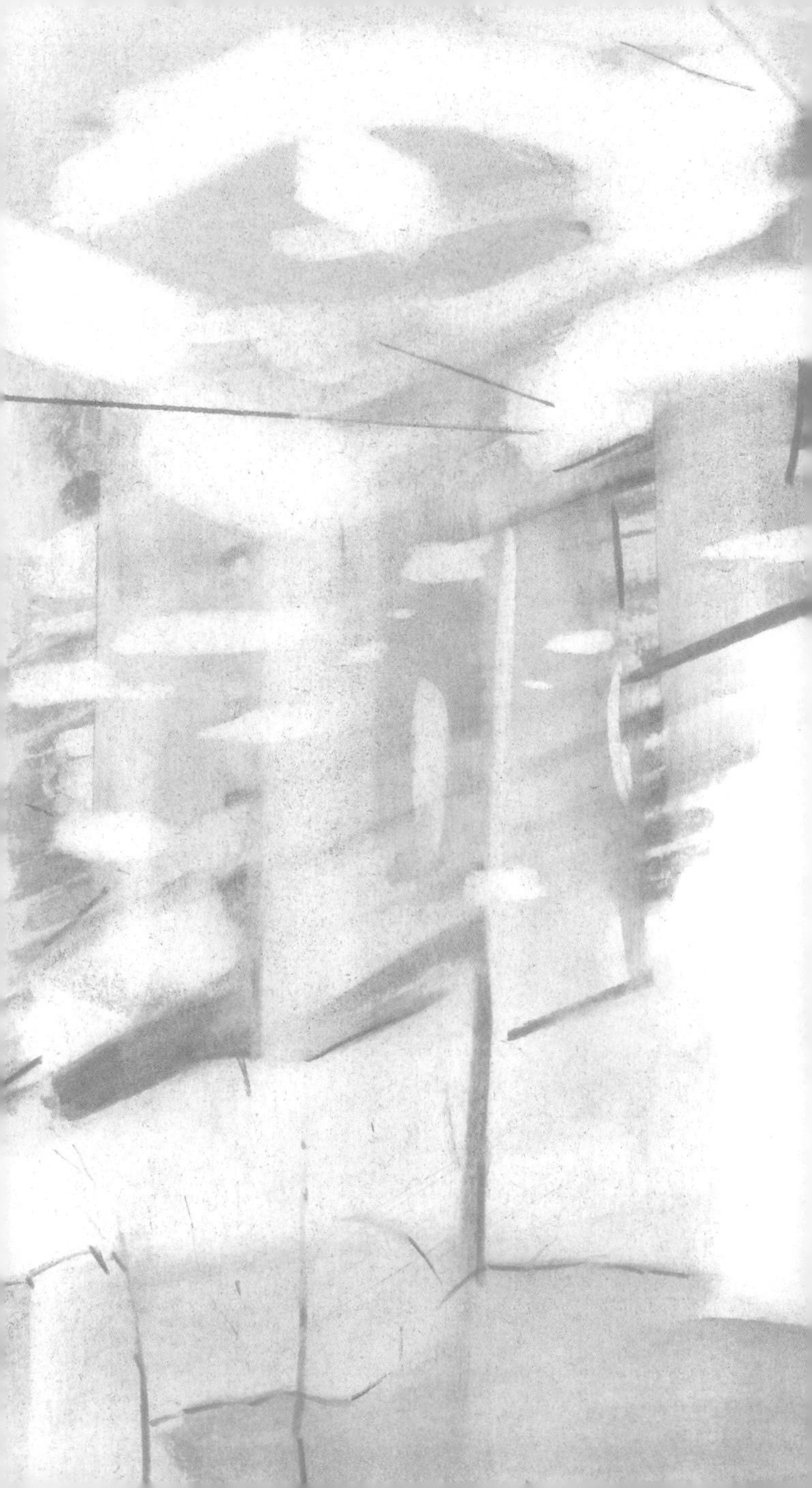

自由になる

「こころのヨーガ」は
自由で平和で幸せになるための修行法です。
日々の暮らしの中でも
なにかを選択しなければならないときは
「自由」な方を選びます。
人々との関係性を築くときは
「平和」な方を選びます。
人生を考えるとき、みんながどうしたら
「幸せ」になれるかの方法を模索します。

自我からの解放

わたしたちは自我が服を着て歩いているような存在です。自我がこころを支配していて、わたしたちは自我の奴隷です。自我によって限定されない状態もありうるのだと思うことが、自我から解放される第一歩です。仕事をしていても、世間で生きていても、からだはそこに存在し、それらに巻き込まれているように見えても、自我から離れ純粋な意識状態にとどまることができれば、こころは静かにひとり深い境地を保っていることは可能なのです。

沈黙の時間

一日に数時間は沈黙の時間をもちます。
やがて可能であれば、沈黙の一日を過ごします。
こころが平和になり、高いエネルギー状態を保てます。
しゃべりつづけることは
エネルギーをロスし、こころを散漫にし
意識が外に向き、俗世間に縛られることにつながっていきます。
そして次にめざすのは、こころの沈黙です。
こころをなにかに専念、集中させることで
沈黙はやがて自然におとずれます。
そのときこころは完全な平安に安らぐことができます。

沈黙の行

インドで12年間の「沈黙の行」をしているという、ムニババというヨーギに会ったことがあります。身につけているのは赤いふんどしだけで、からだ全体に白い粉が塗られていました。「なぜ沈黙の行をしているのですか？」と聞くと、答えは黒板に「神とだけ話すためだよ」と書かれました。「どうすれば神を知ることができますか？」と聞くと、「常にマントラを唱えなさい。そうすれば神があなたに降りて来ます」とにっこりしました。

マントラを唱える

たくさんの数のマントラがある中で
とてもシンプルな「オーム」というマントラがあります。
最も神聖でパワフルな宇宙の根源の象徴の音です。
無限で不滅の輝きに満ちた
すべての災難から保護し
支えとなってくれるマントラです。

否定的な考えや印象が
絶え間なく頭の中を支配することがないように
日々こころがけて、マントラを唱えます。

マントラ（真言）は、力をもった神聖な言葉で
唱えた瞬間に
そのマントラがもっている意味と同じ状態に
わたしたちのこころを導いてくれるものです。
マントラをくり返し唱えることで
思考がいったん停止し
マントラの音だけに満たされます。

マントラに命を助けられた日

初めての登山でひどい嵐に遭遇してしまいました。誘ってくれた人を頼りにしていましたが、あまりの雷雨の恐怖に、その人は我を失ったのか「大丈夫？」と声をかけると、「大丈夫。うふふふ」と笑いました（そこは笑うところではないのです）。前日に「山を甘く見てはいけないよ」と山岳信仰の研究者から、「なにかあったときはこの『ご真言（マントラ）』を唱えなさい」と、マントラを授かっていたのです。マントラを唱えることで、マントラのみに意識が集中し、恐怖から解放され力を得たわたしは、冷静な判断ができ、無事に生還できたのでした。

手放す

こころが落ちついてきて
いい感じの境地に達してくると
今度はそのいい感じにとらわれ
常にそうでありたいと思ってしまいます。
そしてそれがちょっと乱されると
イライラしたり、落ち込んだりしてしまうとしたら
それはまた違う意味での
執着、苦しみを生み出してしまいます。
いい感じでさえも手放します。

プラスもマイナスも平等に

マイナスなことは手放せても、プラスなことはつかんでおきたいと思ってしまいます。損はしたくないけれど、得はしたいと思ってしまうからです。損得にも、うまくいっている、うまくいかない、どちらにもとらわれない、こころ乱されないように注意します。楽しいことも苦しいことも平等にとらえて、どちらも手放せるように、執着しないようにするのです。

キャンドルを灯す

静かな夜にキャンドルを灯して
その揺れる炎を見ていると
こころが癒されます。
それからもう一歩進んで
キャンドルに集中し
やがて自分とその対象（キャンドル）だけとなり
その他のものが消えます。
自分と対象が一体化します。
そこから自分という思考とキャンドルという思考も消え
主体（自分）と客体（キャンドル）という意識への執着から
完全に解放されるのです。

月を眺める

月を眺めると、こころが落ちつくのはなぜでしょう？
月の光のやさしい透明な静けさのせいでしょうか？
月はわたしたちのこころの深いところに神秘的な光を届け
それによって、わたしたちの神秘的な力
隠れている本質的な意味を照らし出してくれるのです。
表面的なことだけにこころを奪われないように
目立たないところでも真実に生きること
こころを尽くして生きることを
「月」は示してくれているのです。

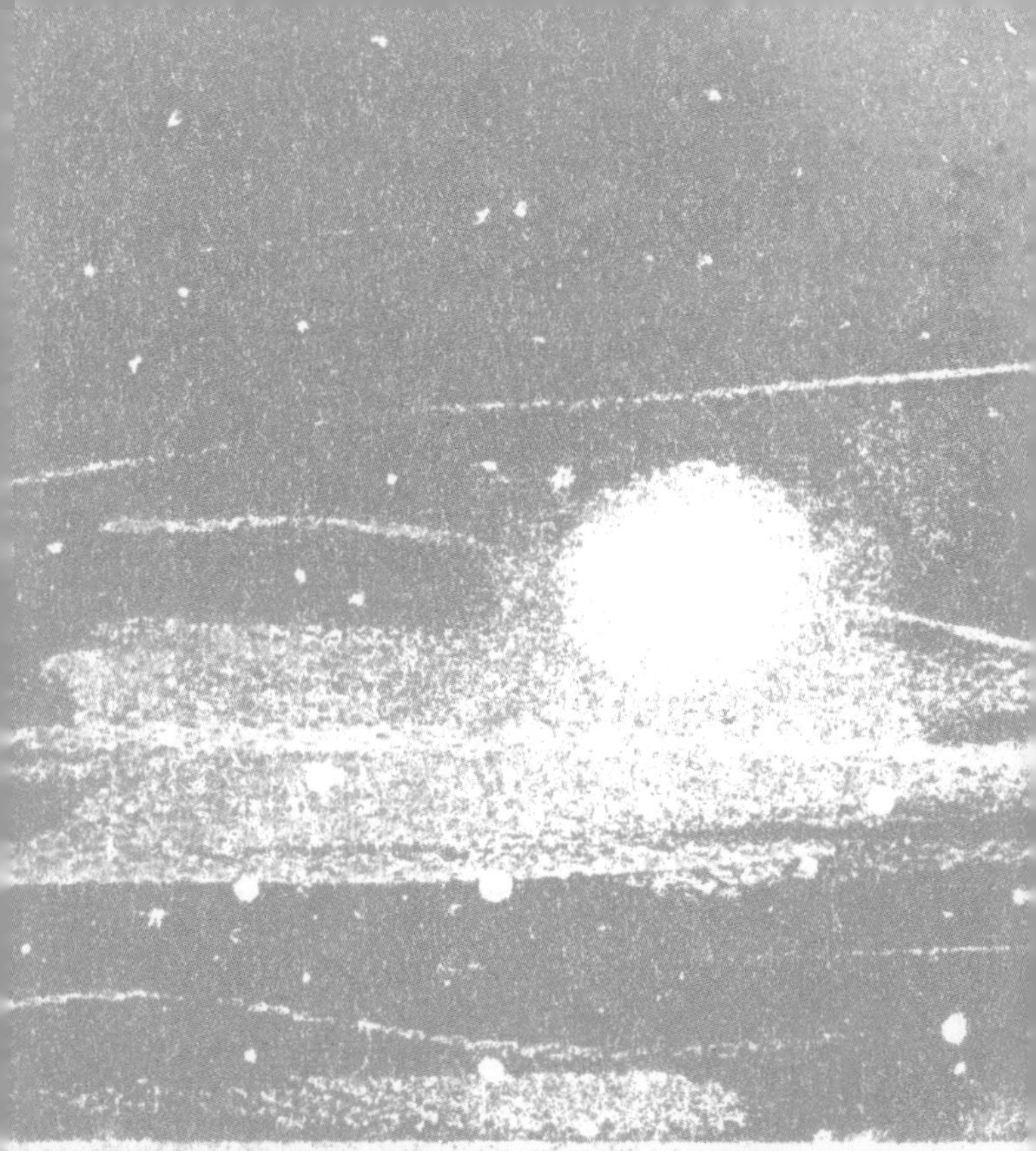

月に祈る

サンスクリット語で「月」のことを「チャンドラ」と言います。月のカレンダー（太陰暦）で生きている人たちにとっては「月」は特別な存在で「チャンドラ」は「チャンドラ神」という神様でもあります。「プールニマー（満月）」の日は神聖な日とされています。特別なお祭りの満月の日には、聖なる河に水をくみに行き、女性は断食して最愛の人の幸せを「月」に祈ります。

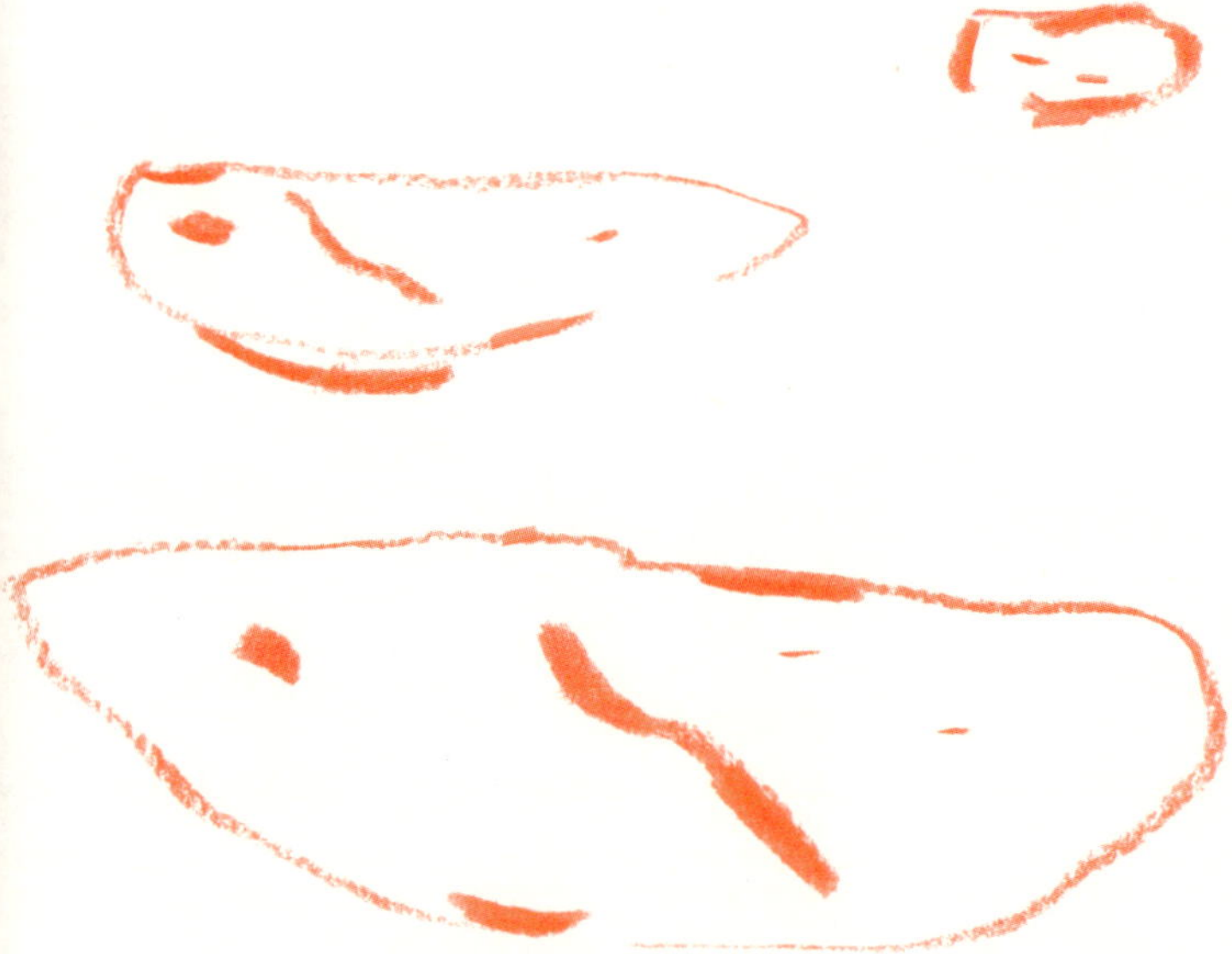

リラックスする

緊張にはいろいろあって
神経や筋肉の緊張もあれば
感情的になっているときの緊張や精神的な緊張もあります。
からだとこころを完全に休めて、気づきだけをのこし
息を吐くたびに、自分自身がもっとリラックスしていくこと。
息を吐くたびに、自分自身がもっと静かになっていくこと。
息を吐くたびに、自分自身がもっと平和になっていくこと。

呼吸が深くゆっくりになってくると
リラックス状態がおとずれます。

波音を聴く

波音を聴いていると
その寄せては返す、とどまることのない永遠の響きに
からだとこころが限りなく解放されていきます。
いらない感情や人生の重荷を波がさらっていってくれます。
そして新しい人生の波をもたらしてくれるのです。
広い海はひとつひとつの小さな波をすべて受けとめ
しかも新しい波を生み出していきます。
オーシャンの波音のような深い呼吸で
小さな波（違い）に、とらわれることなく
大きな潮流としてすべてをとりこんでいきます。

波の瞑想 (Wave Meditation)

波音がバックに流れているCDを聴きながらヨーガをしたり、リラクゼーションをしたり、瞑想したりしていますが、それは本当に安らぐ時間です。南インド最南端のアラビア海、インド洋、ベンガル湾が交わる聖なる場所・海に浮かぶ小さな岩ヴィヴェーカーナンダロックで波音を聴きながら瞑想したことがあります。その波音は、すべてを洗い流し、清めてくれた気がします。

識別する

日々の生活の中でいろいろなことに惑わされないために
「識別の智慧」が必要です。
こころが乱されたときに、そのつど識別します。
「からだが自分だと思っていないか?」
「こころが自分だと思っていないか?」
「変化していくものを不変であると勘違いしていないか?」
「実際に起きていないことを起きているかのように
妄想していないか?」と。
識別することによって
誤った自己認識や不要な不安や心配から解放され
真実と虚構の区別ができたときに自由になれるのです。

識別の智慧

人は、「からだが自分である」、「こころが自分である」と思っています。それは、「自分のからだ」、「自分のこころ」という自分への執着から来る思いです。ヨーガでは、本来の自分と、からだとこころを切り離してとらえます。そのため不調のからだやこころに、本来の自分は影響されないのです。移り変わっていくものに対して、執着することは苦しみをもたらします。それは苦しみに執着することと同じです。「識別の智慧」は、苦しみをとりのぞき、人生を光り輝くものへと導いてくれます。

足るを知る

知足（足るを知ること）は、あるがままの状態ですべては満ちていると認識することです。

自分は自分自身で満ちていること。

足りないことにフォーカスするのではなく足りていることに目を向けます。

欲張らなくても、毎日自然に朝はやって来て明るい光を届けてくれます。

雨の日は恵みの雨と潤いをもたらしてくれます。

永遠の光

西インド・ラージャスターン州の砂漠を越えて高地に位置する聖地に到着すると、そこは澄みきった涼しい空気に満ち、そのすがすがしさに気持ちが洗われていく感じがしました。その聖地で人々は、白い服を身にまとい、静かに坐り内面を見つめていました。深い沈黙の中で自分自身を永遠の光として瞑想し、すべての束縛から解放される、憧れの境地をめざしていたのです。自分自身に向き合い、平安へと至る道。あるヨーギは言いました。「人は純粋なこころがあればそれで十分である」と。

理想の境地へ

悩みの原因となる執着心を離れると
過去を後悔したり、未来のことを思いわずらわなくなり
雑念や妄想も消えます。
いつも平和と光に満ちた世界で
こころ静かに微笑んでいる
そんな境地に達した人は、こころに迷いがなく
自分の深いところの神性な意識に気づいているのです。
ヨーガでこころのじっせん（精神集中と瞑想）を行ない
こころとからだを浄化し
理想の境地へと到達していくのです。

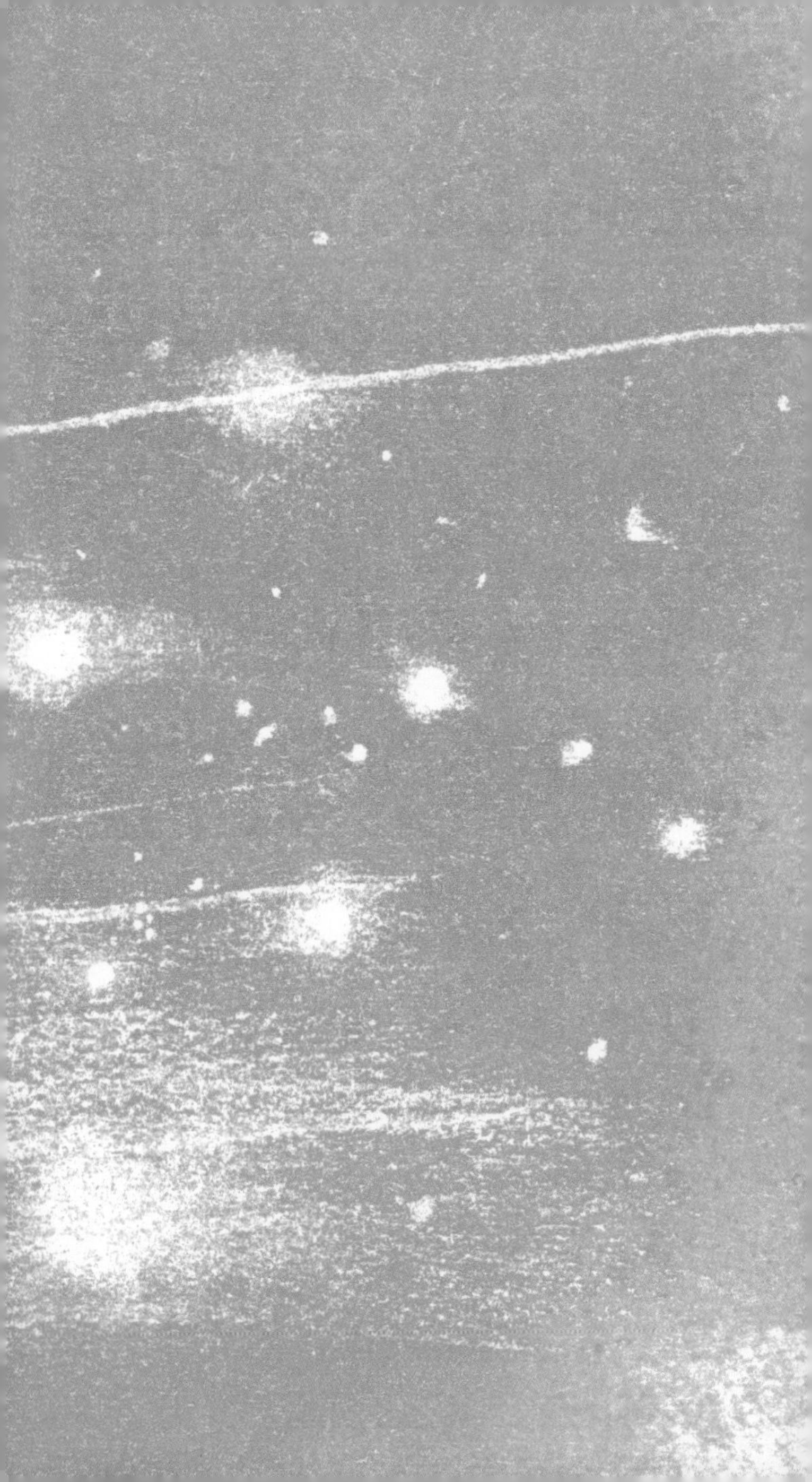

おわりに

間違うこともあるし、つまずくこともあります。
こけることもあって、ちょっとびっくりもします。
けれどいつもひょうひょうとたんたんと
大切なことにちゃんと気づきながら
よけいなことは気にしないで
〈こころのヨーガ〉の導きによって生きていきます。
それは「自由」で「平和」で「幸せ」な日々です。

赤根彰子（あかね　あきこ）

大学で美術を学び、大学院で仏教学、インド哲学を学ぶ。学生時代にヨーガに出会い、編集者を経てインドへ。インドのヨーガ道場やインドヨーガ大学でヨーガを学び、ヨーガ歴30年以上。東京、神奈川でヨーガを指導。「ヨーガ・スートラ」、「ヨーガニドラー」、「シャーンティヨーガ」、「マントラヨーガ」、「アサンガヨーガ」、「リラックスヨーガ」、「着席ヨーガ」、「ターラヨーガ」などのクラスをアサンガヨーガクティにて開催。

著書に『こころのヨーガ』、『ことばのヨーガ』（以上アノニマ・スタジオ）、『いつでもどこでもヨーガな暮らし』（佼成出版社）、『毎日を平穏にするヨーガの習慣』（清流出版）、『椅子に座って、いつでもできる着席ヨーガ』（KADOKAWA）。DVDに『ベーシックヨーガ』、『チャクラ活性法』他。gendaiyoga.com

デザイン　峯崎ノリテル　正能幸介（(STUDIO)）
イラスト　松井一平
編集　村上妃佐子（アノニマ・スタジオ）

じっせん　こころのヨーガ

2014年8月11日　初版第1刷発行
2022年2月17日　初版第3刷発行

著者　赤根彰子

発行人　前田哲次
編集人　谷口博文
アノニマ・スタジオ
〒111-0051　東京都台東区蔵前2-14-14 2F
TEL.03-6699-1064　FAX.03-6699-1070
発行　KTC中央出版
〒111-0051　東京都台東区蔵前2-14-14 2F
印刷・製本　株式会社広済堂ネクスト

ISBN 978-4-87758-728-4 c 0095

アノニマ・スタジオは、
風や光のささやきに耳をすまし、
暮らしの中の小さな発見を大切にひろい集め、
日々ささやかなよろこびを見つける人と一緒に
本を作ってゆくスタジオです。
遠くに住む友人から届いた手紙のように、
何度も手にとって読み返したくなる本、
その本があるだけで、
自分の部屋があたたかく輝いて思えるような本を。